EL PODER DE LA ACEPTACIÓN

UN AÑO DE ATENCIÓN PLENA Y MEDITACIÓN

MOLLIE PLAYER

Traducido por
LOURDES LOPEZ

Este libro es en su mayoría verídico.

Para Leta. Te amo.

ENERO: ¡HACER CLIC!

¡OJALÁ PUDIERA RECORDAR LA FRASE EXACTA QUE ME LLEGÓ, QUE finalmente me hizo que hiciera *clic!* Pero tal vez no había una; quizá fue el libro en su conjunto lo que lo implantó, de alguna manera sibilina de otro mundo. Cualquiera sea el caso, poco después llegó el momento más importante, el que recuerdo hasta el día de hoy.

Era el verano de 2013. Estaba sentada en nuestra habitación familiar leyendo *El Poder del Ahora de* Eckhart Tolle mientras el bebé jugaba a mi lado en un gran edredón verde en el suelo. Mientras articulaba un sonajero tras otro y presionaba botones que lo recompensaban con tonterías, terminé el libro por tercera vez. Y aunque todavía no sé el punto exacto en el que sucedió, cuando dejé el libro, algo dentro de mí había cambiado. Puse una mano en la carita fresca de Xavier y él se volvió hacia mí, desorientado. Sonreí y él sostuvo la mirada y me devolvió la sonrisa, luego extendió sus brazos rechonchos. Tiré de él a mi regazo y su cabeza se balanceaba hacia mi seno y como yo misma lo cuidaba, consideré lo que acababa de leer.

Aunque me crie inmersa (algunos pueden decir medio ahogada) en religión, los años previos a la concepción de Xavier se habían centrado en otro lugar, principalmente en mi nuevo compañero,

David, y mi creciente negocio de escritura independiente. La espiritualidad todavía estaba allí -parte de mí, parte de mi definición de mí misma- pero no estaba muy cerca de la superficie.

Luego, un año antes de que naciera el bebé, descubrí *Conversaciones con Dios* de Neale Donald Walsch, y con él una extraña marca de espiritualidad llamada Nuevo Pensamiento. Cuando retomé *El Poder del Ahora* por tercera vez, había pasado un año y medio, y Xavier tenía unos seis meses. Había explorado y aplicado mis nuevas creencias en profundidad, y ahora era el momento de dar el siguiente paso. Los largos días de maternidad rogaban por comunidad y amistad, así como por una mayor fuerza interior. Y así, a mi aún poco acostumbrada rutina de días de juego, siestas en el auto y Gymboree, le agregué asistir a la iglesia.

Otro libro mío expone mi intento de cumplir un doble objetivo para aumentar la conexión tanto terrenal como divina. La meditación era una parte lógica del plan, pero había un problema: hasta ese día en el piso con Tolle y el bebé, nunca lo había intentado realmente. Una vez, cuando aún era Cristiana, asistí a una sesión de meditación Budista en una casa que había sido remodelada como templo, pero esto apenas contaba; era voyeurismo cultural, no un esfuerzo sincero. Fue un acto menor de rebelión, de mentalidad abierta, un empujón hacia afuera, el tipo de cosas que una buena chica como yo encontraba emocionante.

Excepto una cosa: no fue emocionante, para nada. En lo más mínimo. En esa habitación, decorada toda de rojo (almohadas de terciopelo rojo, tapices de caligrafía roja, alfombra de felpa con dibujos rojos), apenas podía respirar por el esfuerzo que me llevó permanecer sentada. Y cuando traté de concentrarme en mi respiración, como sugirió el serio líder, casi me hiperventilé.

Y eso solo fueron los primeros cinco minutos.

Pronto, me di por vencida, y en cambio miré el reloj y el puñado de personas sentadas conmigo. *¿Cómo lo hicieron?* Me preguntaba cuando mi espalda comenzó a doler y mis piernas se quedaron dormidas. *Más al punto, ¿por qué lo hacen?*

Me desplacé de la posición de rodillas y me moví contra la pared del fondo. Pensé en irme, pero no lo hice.

Lento, pero muy lento, el tiempo se escurrió del reloj, y la instrucción final de abrir los ojos fue un alivio. Salí de allí lo más rápido posible, con los zapatos en la mano, y me moví nerviosamente hacia el auto.

Es por eso por lo que fue extraño que después de terminar *El Poder del Ahora* ese día doce años después, decidí intentarlo de nuevo.

Como dije: algo me había hecho clic.

Sentada en la manta verde, Xavier todavía en mis brazos, hojeé las páginas del libro que no había querido leer de nuevo, y luego no había querido terminar. Busqué un pasaje que había subrayado sobre la técnica de meditación única de Tolle, llamada, sentir la energía del cuerpo, y luego lo releí varias veces.

¿Sabes qué? Pensé, *esto no suena tan mal. Yo ni siquiera tengo que dejar de pensar. ¿Qué pasa si esto realmente me puede ayudar a conectarme con lo Divino dentro de mí?*

¿Qué pasa si realmente funciona?

Cerré mis ojos. Traté de sentir mi cuerpo, como lo indicaba Tolle, sentir la energía sutil moviéndose dentro y a través de mí. No tardé mucho en darme cuenta de que estaba funcionando: podía sentirlo. Estaba allí. Esto fue real.

Sentí el cosquilleo de mis manos. Sentí el latido de mis brazos y piernas. Aunque sabía que probablemente era solo un cuerpo siendo un cuerpo, notarlo de esta manera era tranquilizador. De repente, llegó a mí: estaba meditando. Y ni siquiera fue tan difícil.

Esa noche tomé una larga caminata con el bebé y probé la técnica nuevamente. Esta vez, no pensé en ello como meditación, después de todo, no estaba sentada, pero la sensación que tuve fue la misma.

Estaba relajada, pero era más que eso: estaba presente. Estaba en un lugar en el ahora en mi mente, en vez de en el futuro o en el pasado. Hubo una sutil alegría y un sentimiento de amor que acompañó también esta presencia, que consideré como una especie de conexión con lo Divino. Y así, al día siguiente decidí dar el siguiente paso: busqué clases de meditación en mi área.

No mucho después de eso, me enganché.

Antes de que lo supiera, Xavier tenía un año de edad y yo había pasado los últimos seis meses privados de sueño, perfeccionando esta habilidad recién descubierta. Al año siguiente, mientras escribía *Te Estás Acercando*, amplié mis prácticas espirituales considerablemente, con éxito seguido de decepción seguido de éxito.

Pasó un año. Xavier tenía ahora dos años y, al reflexionar sobre ese hito en su vida, también pensé en mi propio progreso.

Y una de las cosas en las que más pensaba era en mi fracaso.

———

EN NOVIEMBRE PASADO, a mediados de mes, pasé las mejores dos semanas de mi año. Después de un par de incidentes particularmente agradables (uno de los cuales fue un viaje para ver a mi familia), una sensación cálida y deliciosa se apoderó de mí y se plantó, y cada día (incluso, casi cada momento) sentí la presencia de Dios.

Lo sentí cuando leí. Lo sentí cuando jugaba con mi hijo. Estuvo allí todo el tiempo, un poco por debajo de la superficie de mis pensamientos. Incluso cuando surgieron dificultades, el estado mental se mantuvo; Pude mantenerme alejada de mis problemas. En un momento durante este tiempo, por ejemplo, una amiga se enojó conmigo por no limpiar el desastre que mis hijos habían hecho en su casa. Aunque nuestra conversación de una hora al respecto fue tensa e incómoda, profundizando en desavenencias y errores del pasado, lo supe sin enojo. Unos días más tarde, en mi cumpleaños más agradable en la memoria reciente, le dije a mi esposo que me sentía profundamente en paz.

Entonces, un día, una semana más tarde, ese sentimiento especial desapareció. Todavía no sé por qué sucedió. Tal vez me había vuelto complaciente, o tal vez no estaba mediando tanto, o tal vez era un nuevo ataque de depresión. Cualquiera fuera la causa, fue una gran decepción, una que representaba un problema mucho mayor.

Este no fue el único momento en que una subida espiritual fue seguida por una baja importante ese año, o el año anterior, para el caso. Y así, un día hacia fines de ese año, intenté resolver todo esto.

¿Qué estoy haciendo mal? Le pedí a Dios una y otra vez. *Más importante aún, ¿Qué estaba haciendo justo antes que no estoy haciendo ahora?*

Y no solo oré. Todos los días durante un mes consecutivo, probé todos los trucos que sabía para recuperar la sensación. Por supuesto, la meditación fue la primera en mi lista, como lo había sido durante el último año y medio. Aumenté mis objetivos semanales de una clase a tres, obteniendo el apoyo de mi esposo. Llevaba al bebé a nadar mientras yo iba a la iglesia o al templo, buscando esa altura espiritual. Las sesiones de una hora fueron útiles, pero no me sacaron de mi rutina. Tampoco lo hicieron mis mantras o mis visualizaciones -ni mis caminatas, que a menudo incorporaban a ambas.

Todavía me sentía bastante mal.

Y así, por un tiempo, dejé de intentarlo. Me di por vencida. Estaba cansada de todo el esfuerzo, de la lucha infructuosa. Necesitaba un descanso, pero no me di cuenta de que pasarían más de cuatro meses incluso antes de intentar otra meditación sentada.

El tiempo libre no fue una pérdida total. Durante el mismo, pensé en lo que necesitaba que no tenía: el eslabón perdido, por así decirlo. Intuitivamente, sabía que había algún método que podía usar en cualquier momento, sin importar cómo me sintiera, que me pondría inmediatamente en contacto con lo Divino. Después de todo, todos los mentores del Nuevo Pensamiento dicen que la conexión espiritual es nuestro estado natural. Entonces, ¿Por qué, después de varios años de esfuerzo y búsqueda, todavía lo sentía con tan poca frecuencia?

En verdad, me faltaba algo.

Con este objetivo en mente, reanudé mis prácticas espirituales actuales, así como mi búsqueda de otras más efectivas. Leí más libros, descubrí más técnicas, oraciones e ideas que aún no había probado. Contrarresté los pensamientos negativos con los positivos, como recomienda la entidad colectiva conocida como Abraham. Releí *Te Estás Acercando* y me inspiré para rendirme cada vez más a la guía divina. Pero si bien estas prácticas y otras similares me dieron un poco de aliento, algo de paz, nunca volví a donde estaba.

Todavía no he vuelto. Actualmente, estoy nadando río arriba, como dice Abraham, muy en contra de la corriente del espíritu. Mis pensamientos son a menudo negativos. Mi estado de ánimo a menudo es recitativo. La mayoría de las veces, quiero estar en otro lugar. Me molesto y me ofendo fácilmente, y a menudo soy francamente neurótica.

En otras palabras: no me siento muy espiritual.

Sin embargo, es principios de enero, y si hay algo que me encanta, es un nuevo comienzo. Claro, es solo una fecha en el calendario, pero puede ser justo lo que necesito.

Es hora de una resolución de año nuevo.

————

AUNQUE FUE MUCHO ANTES del comienzo del año que decidí realizar una resolución de mentalidad espiritual, hasta hace unos días solo conocía los criterios. El objetivo, me di cuenta, tendría que ser factible, algo a lo que pudiera apegarme todo el año. Tendría que permitir la imperfección, y tal vez mucha, y ser simple y clara. Cuando un bolígrafo, dos trozos de papel, mi silla favorita y treinta minutos libres chocaron en mi mundo, me senté a considerar mis opciones.

¿Debería hacer una meditación sentada todos los días y, de ser así, cuánto debería durar? ¿Serían cinco minutos suficientes para que valga la pena el esfuerzo, o debería hacerlo al menos por quince?

¿Debería reanudar mi objetivo de mantenerme en meditación continua todo el día? Y si es así, ¿Cómo lo haría? ¿Debería decir mantras, visualizar a mi Dios interior, escuchar la guía de acción por acción? ¿O debería intentar algo completamente diferente?

Finalmente, tomé la decisión. Mi doble resolución de este año no es tan audaz como la anterior, y tampoco es tan aterradora. Voy a hacer la meditación sentada durante al menos cinco minutos cada día, y voy a permanecer en el estado de meditación tanto como sea posible después de eso.

Cinco minutos es factible todos los días, me di cuenta de que la idea surgió -aún para una madre tan ocupada como yo. Es un camino simple y fácil, y si puedo mantenerlo, los beneficios podrían ser enormes. Pero lo que realmente me convenció para elegir este objetivo fue que, en comparación con otras opciones, es relativamente una presión baja.

———

RECIENTEMENTE, estaba reflexionando sobre algunos de los libros espirituales que amo que atraen a tantas otras personas también, y con tanta devoción. *¿Por qué me gusta tanto Eckhart Tolle?* Me pregunté a mí misma. *¿Y Neale Donald Walsch y Esther Hicks?*

¿Es porque son tan citables, tan poéticos? De alguna manera, no creo que sea eso. ¿Es porque afirman escuchar directamente de una Fuente divina? Tal vez, pero Tolle no canaliza sus libros.

La razón número uno por la que los amamos tanto, creo, es esta: son extremos. No solo describen una buena práctica espiritual, o resumen algunas ideas nobles. No son conservadores. No se detienen. En cambio, insisten en que todos podemos ser geniales. Todos podemos iluminarnos. Y tal vez incluso ser saludables y ricos, también. Excepto estos objetivos, al menos podemos experimentar algo que hemos estado buscando durante mucho tiempo: nuestro próximo gran subidón espiritual.

Y les creemos. Los leemos, luego los leemos nuevamente, luego tratamos de practicar lo que predican. Nuestros esfuerzos valen la pena: tenemos una visión de la felicidad que prometen. Luego leemos el próximo libro y esperamos más.

Muchos de nosotros -la mayoría de nosotros- todavía estamos esperando.

Por supuesto, nuestros frecuentes intentos fallidos de paz interior no son culpa de estos maravillosos autores. La dicha, la iluminación, nuestro próximo subidón espiritual son, como dicen, verdaderamente posibles para todos nosotros. El problema es este: obsesionarse sobre hacia dónde nos dirigimos no ayuda al automóvil a conducir más rápido; en todo caso, tiende a ralentizarlo.

Es por eso por lo que cinco minutos de meditación me parecen adecuados este año. No es un objetivo demasiado optimista. No me va a causar que yo espere milagros rápidos, o ascenso espiritual nocturno.

En todo caso, me recordará ser humilde.

Y aunque la segunda parte de mi resolución es mucho como, *Te Estás Acercando*, es decir, permanecer en comunicación continua con lo Divino, aquí hay una diferencia importante. Esa diferencia viene en la parte media de la oración: "tanto como sea posible".

Tanto como sea posible. Tanto como yo pueda.

En cierto modo, el calificador es una cláusula de escape, una forma de salir de mi resolución, en caso de que necesite una. Pero me conozco, y la perfección no puede ser mi objetivo. Si es así, me rendiré. Y eso parece bastante contraproducente, ¿no?

Cuando sea una mujer mayor, con el pelo rizado y corto, y ocho suéteres rosados y un par de zapatos marrones, seré buena para ser espiritual. Tendré una de esas sonrisas felices para todos, y frases alegres como "¡Tú puedes, Martha!" Seré sabia, tonta y cuerda también, maldita sea. Maldita sea, maldita sea, maldita sea: lo haré. Hasta entonces, sin embargo, seré coherente. Solamente haré el trabajo que con el tiempo me hará llegar a ese punto. Cada día, durante cinco minutos, voy a buscar un lugar de paz mental. Y cuando lo encuentre, voy a tratar de permanecer por un tiempo.

Resulta que no soy Eckhart Tolle o Esther Hicks, para el caso. Solo soy una persona normal, abriéndome camino, esperando algunas respuestas a las preguntas habituales, como las que hago este año:

- ¿Podré mantener mi resolución este año para meditar durante cinco minutos al día?
- ¿Me resultará difícil hacerlo o será bastante fácil?
- ¿Me libraré de alguna parte de mis tendencias neuróticas? ¿O se quedarán en su mayoría?
- Tal vez más importante, ¿Voy a encontrar el eslabón perdido que estoy buscando para un método de meditación continua que funcione todo el tiempo?

No TENGO idea de si existe o no la práctica espiritual perfecta, o si hay alguna otra lección más importante en la tienda. Pero ¿No es el proceso de descubrimiento una parte importante de la diversión?

Buscar es lo que hace que el hallazgo sea interesante.

FEBRERO: A VECES, LA MAYORÍA TIENE RAZÓN

EL MES PASADO DEMOSTRÉ QUE TENÍA RAZÓN, MÁS O MENOS. PROBÉ QUE
he estado haciendo algo mal durante algún tiempo y que lo que estoy
haciendo ahora es mejor.

Hoy es 26 de febrero, y todos los días durante los dos meses transcu-
rridos desde la última vez que escribí, me he sentado y meditado
durante cinco minutos. La lección: Mientras que en el pasado yo
estaba convencida de que este pequeño objetivo sería difícil (¿Y el
bebé? ¿Y mi cansancio matutino? ¿Qué pasará cuando esté de mal
humor?), ahora firmemente opino lo contrario.

Hasta ahora, estas sesiones más cortas pero más frecuentes no solo
han sido más fáciles de lo esperado, sino también más efectivas. Son
agradables e inspiradoras, y bien valen la pena. Es como dicen todos
los feligreses alegres: un poco de tiempo tranquilo cada día es lo
mejor para el crecimiento.

Supongo que a veces la mayoría tiene razón.

Aquí, una descripción de mi práctica hasta ahora.

Aunque cualquier lugar es un lugar lo suficientemente bueno para la meditación, mi rutina habitual tiene lugar en el piso de mi habitación familiar. Mientras Xavier explora las diversas tentaciones que he esparcido por él, me apoyo en un cojín y cierro los ojos. Cuando pongo mis manos sobre mis piernas, luego levanto ambas palmas, mi atención cae en el hormigueo y el calor que encuentro allí. Elijo un mantra que parece tocar la nota correcta, luego lo repito en silencio una y otra vez. Notablemente, no trato de dejar de pensar; en cambio, cuidadosamente dirijo mis pensamientos. Si mi mantra tiene que ver con la energía en mi cuerpo, me imagino que corre a través de mí, célula por célula. Si mi mantra tiene que ver con el tipo de persona que quiero ser, disfruto visualizando cada detalle. Aquí no hay nada nuevo u original, pero hay algo que me sorprende de mi rutina nueva y más consistente, a saber: Generalmente se siente bien, incluso cuando no lo hago.

Anteriormente creía, aunque inconscientemente, que si no estuviera de buen humor, la meditación no funcionaría. Temía sentarme por mucho tiempo sin sentirme no inspirada y frustrada, incluso durante cinco minutos. Incluso durante uno. Pero esta mañana, me desperté cansada y molesta, pero cuando cerré los ojos, sentí lo mismo de siempre. Hubo una especie de zumbido, un sentimiento de observación amorosa. Sentía que el mundo era solo yo, mis manos y Dios.

Lo mejor de todo: Mientras estaba sentada, parte de la tensión que se había estado ocultando debajo de mi piel parecía romperse en pedazos. La ira y la molestia, particularmente alrededor de mis ojos y boca, se diseminaron y luego escaparon de mis poros. Esta noche, cuando David llegó a casa del trabajo y recordé nuestra discusión de la noche anterior, los dos notamos un estado de ánimo más ligero.

Fue una discusión, dijo mi nueva cara. *Realmente no es gran cosa.*

Cinco minutos de meditación al día no van a resolver todos mis problemas, suavizar cada chichón, golpe e imperfección. Pero estoy ansiosa por ver el gran cambio que harán los pequeños cambios: todas las líneas finas que reemplazan a las profundas.

———

UN DOMINGO por la mañana en mi iglesia unitaria universalista, una niña de nueve años se sentó en el suelo frente a su silla. Mientras jugaba con cintas, eventualmente construyendo un brazalete, me senté directamente frente a ella, con los ojos cerrados y las palmas levantadas. Juntas, permanecimos sentadas durante todo el servicio, incluso cuando se nos pidió que nos pusiéramos de pie. Ella era mi compañera de resistencia, en confabuladas tácitas -una aliada que no conocía por su nombre.

A menudo, me siento cohibida cuando medito en público, y la iglesia no es la excepción. Ese día, sin embargo, tuve una excusa semi válida para mi inhibición: La chica me miraba a escondidas tan a menudo como yo. Mi mente vagó: *¿Sabía ella que estaba meditando? ¿Le pareció extraño?*

Nueve es la edad de la curiosidad. Pero entonces, también lo es treinta y seis. Sus miradas inquisitivas me hicieron preguntarme: ¿Qué estaba haciendo exactamente, de todos modos?

¿Qué es esta cosa que llamamos meditación?

Cuando terminó el servicio, y nos pusimos de pie para irnos, le sonreí a la chica y le dije adiós con la mano. Ella me devolvió el saludo, luego agachó la cabeza y se volvió hacia su madre. Cuando la vi salir, ocurrió.

"La meditación es cuando te sientas muy quieto, y tal vez cierras los ojos y sientes el sentimiento de sentirte bien".

No es la definición que sueles escuchar, pero como pronto me di cuenta, ninguna de ellas lo es.

———

DESPUÉS DE MI primer intento de meditación en solitario, decidí comenzar a tomar clases. Investigué un poco y me sorprendió encontrar una gran cantidad de opciones interesantes.

Definitivamente voy a encontrar lo que estoy buscando, pensé mientras marcaba cada grupo en mi área. Tenía razón, pero me llevó algo de tiempo.

Una de las primeras meditaciones grupales a las que asistí se llevó a cabo en una casa convertida en librería en un suburbio. Cuando llegué aquí, me preguntaba si estaba en el lugar correcto: No había maestro, nadie atendiendo el lugar. Busqué una campana pero no encontré nada.

Diez minutos más tarde, una tropa de hippies con estilo entró: Dos mujeres jóvenes, un hombre joven y un hombre de mediana edad, claramente el líder. Ellos llevaban el tipo de ropa que se confecciona para parecer bohemio pero que no lo es: Los hombres, pantalones vaqueros descoloridos y sandalias de cuero elaboradas por un experto, y las mujeres, ropa de entrenamiento de Lycra ceñida emparejada con accesorios estampados de flores.

Inmediatamente me sentí fuera de lugar: Vestida con tenis y la playera de mi marido. Yo no tenía y ni siquiera tengo una estera de yoga.

"Bienvenida", dijo el líder, quien inmediatamente pensé que era el Gurú, mientras el grupo notaba que yo estaba examinando los libros. "Pido disculpas por la espera. Acabamos de regresar de una caminata". Su voz era aireada, sin aliento y deliberada, como un autor entrevistado en NPR.

Mientras los otros asistentes evitaban mis miradas tentativas de saludo, el Gurú buscó sus llaves. Nos condujo a una de las puertas del largo pasillo, luego la abrió y entró en la habitación.

"Entra", dijo mientras tomaba su lugar detrás de un gran escritorio. "Elige un espacio que te guste y ponte cómoda".

La primera en seguirlo, elegí una silla plegable cerca de la pared, pero eso no era lo correcto de hacer. Uno por uno, los otros desenrollaron sus esteras y asumieron la clásica pose de yoga, cruzando las piernas y manteniendo la espalda recta.

Me desplomé un poco más en mi silla.

Después de una breve introducción genérica, la sesión comenzó oficialmente. El Gurú comenzó a guiarnos a través de varios escenarios sensuales, su voz entrecortada absorbía más aire que nunca.

"Piensa en el agua, cómo suena, cómo se siente, cómo se abre paso por el mundo con tanta facilidad. Durante los próximos minutos, eres esa agua. Imagínala. Visualízala. Siéntela. Déjala ser".

Y lo hice. Cerré los ojos y pensé en el agua y los otros elementos que describió, pero en lugar de sentirme Zen, me aburrí. Deseé haber desconectado todo el asunto y seguir con mi propia técnica probada y verdadera.

Cuando terminó la hora, el Gurú nos pidió que describiéramos nuestras experiencias. Una de las mujeres se ofreció de primera.

"Hubo un movimiento interno", dijo, con una voz casi tan entrecortada como la del Gurú. "Fue en un patrón, como una figura ocho. Siento que me muevo con eso, una y otra vez". Ella balanceó sus manos apropiadamente en el aire.

Alcé las cejas con la sorpresa de un no iniciado, luego miré al Gurú por su reacción. Su sonrisa de aprobación me hizo querer poner los ojos en blanco, pero en lugar de eso lo evité rápidamente.

El joven fue el siguiente, discutiendo una "presencia angelical alegre" y la segunda mujer dijo que "entró en el vacío". Entonces fue mi turno de hablar.

"Se sintió ... bien", dije cojeando, moviéndome en mi silla. "Sentí ... algo. Fue agradable".

El Gurú dudó, luego asintió lentamente, su ceño oscuro se frunció un poco. Para cubrir el silencio e intentar salvar el momento, agregué rápidamente: "He meditado mucho antes, simplemente no he tomado una clase".

Inmediatamente, lamenté el comentario fuera de contexto. *¿Por qué no puedo ser genial?*

"Ya veo, "sonrió el gurú. "Bueno, esta clase es para meditadores avanzados, personas que ya han aprendido la técnica. Tenemos otras clases para principiantes. Sugiero que la próxima vez vengas a una de esas".

"Oh, está bien", le dije, pero lo que pensé fue, *¿Meditación elitista? Esto está realmente muy mal.*

La clase terminó, y los estudiantes se reunieron en el escritorio del maestro para hacer preguntas y (presumiblemente) planear su próxima caminata. Interrumpió a uno de ellos para darme algo.

Resultó que el Gurú tenía una tarjeta de presentación.

"¿Quieres reducir tu estrés?" Leí mientras caminaba hacia mi auto. "El arte de la meditación es el arte de la relajación. Primera clase gratis".

Conduje a casa esa noche sabiendo que nunca volvería, sin importar cuántos ángeles y figuras de ochos aprendería a sentir. Entonces me di cuenta de que la meditación no se puede comprar ni vender, y que ningún maestro o técnica es la mejor. Es personal, variado e increíblemente complejo: un sentimiento, un conocimiento, inefable.

Durante el año que siguió, conocí a muchos meditadores, y muchos de ellos no estuvieron de acuerdo con esta perspectiva. La práctica que más amaban les había funcionado bien. ¿Por qué no habría de funcionar para otros?

Es una buena pregunta -una que me hice muchas veces en los años venideros, y que aún me hago en ocasiones. Sería mucho más simple si todos hiciéramos lo mismo. Entonces recuerdo: ¿Qué diversión sería eso?

La diversión está en el descubrimiento.

MARZO: ESTAR EN EL MOMENTO APESTA (¿O SIMPLEMENTE YO LO ARRUINO?)

Si nunca vuelvo a escuchar la frase "en el momento", no la extrañaré para nada. Como muchos otros clichés de espiritualidad ("dejar ir", "rendirse" y "estar en paz con lo que es", por nombrar algunos), es demasiado inespecífico para mi gusto. ¿A propósito, qué significa "en el momento" de todas maneras? ¿Me siento feliz por lo que estoy experimentando en este momento? ¿Qué pasa si tan solo yo ... no?

Y sí, el hecho es que estar en el momento es una de las cosas que más necesito aprender. Si voy a hacer esta meditación continua, necesito disminuir drásticamente mi preocupación por el futuro y el pasado: Dejar ir, rendirme y, sí, estar en paz con lo que es.

Esther Hicks y Abraham llaman a la conciencia del momento presente "el vórtice", y realmente me gusta esta metáfora. Cuando estás en el vórtice, todo aumenta: tu poder, tu energía, tus habilidades. No es diferente a lo que sucede cuando capturas a la estrella de invencibilidad en un videojuego de Super Mario Brothers. La música cambia y se acelera. Empiezas a brillar y a cambiar de color. Lo más importante, cada enemigo que se atreva a cruzar en tu camino se muere con el mero golpe.

Ese es el vórtice y ese es el estado de meditación. Desafortunadamente, es uno que a menudo me elude. Aparentemente, una cosa es levantarse por la mañana y meditar durante unos minutos en silencio, sola, y otra muy distinta aferrarse a ese sentimiento cuando estás distraída. En lo que va del año, rara vez lo he hecho.

Hay razones para esto, por supuesto; Siempre hay razones para estas cosas. He enfermado mucho. Y me he sentido un poco sola, ya que mi esposo ha estado trabajando horas extras. Ah, y que no se me olvide mencionar, actualmente estoy embarazada: En mi segundo trimestre y agotada. Pero esto es vida, después de todo, solo vida; y junto con lo bueno, está el resto.

Y realmente, hay mucho provecho. En este momento, estoy descansando en una cómoda silla de playa con pantalones de yoga (mi par favorito de los doce que tengo). Estoy bebiendo café recién hecho y observando mientras Xavier juega en un cajón de arena del tamaño de dos canchas de voleibol. Rodeado de algunas de sus cosas favoritas: Camiones, vagones y toboganes, está contento, lo que hace que mi trabajo sea bastante fácil. Cuando el niño está feliz, yo también debería estarlo y, sin embargo, actualmente no lo estoy.

De hecho, estoy un poco deprimida.

Incluso con un hijo maravilloso y un esposo estupendo, una conciencia espiritual y una comprensión optimista de lo Divino basada en el amor. Incluso con meditación constante y todas las cosas materiales que realmente necesito.

Incluso con, incluso con, incluso con.

Y así, ha llegado el momento de un cambio, y el cambio que estoy haciendo es un plan, claramente establecido y con instrucciones.

En *Te Estás Acercando*, enumeré todas las técnicas que he usado en el pasado para entrar en mi lugar espiritual donde me siento bien. Y aunque mis resultados con ellas han sido mixtos, siguen siendo las mejores opciones que tengo. Son:

- Pidiéndole a mi ser superior una guía momento a momento (¿A dónde debo ir ahora? ¿Qué debo hacer?);
- Reemplazar los pensamientos negativos con positivos continuamente;
- Diciendo mantras y afirmaciones;
- Haciendo visualizaciones;
- Anotando mentalmente todo por lo que estoy agradecida;
- Volviendo mi atención a mi "cuerpo interno", la energía espiritual que emana de mí, durante todo el día;
- Haciendo una meditación sentada;
- Llevando un diario;
- Escuchar música mientras te enfocas en la energía del amor;
- Leer libros espirituales;
- Sonriendo, incluso cuando no tengo ganas;
- Hacer cosas bonitas por los demás mientras les enviamos energía de amor; y
- Continuamente recordándome la presencia de lo Divino.

LA PRIMERA PARTE de mi plan es esta: Cada mañana después de la meditación, elegiré una de estas técnicas para probar durante todo el día. Sin seguimiento, sin obsesión, sin perfección, simplemente haré lo mejor que pueda. La segunda parte: Haré la investigación. Voy a leer un montón de libros sobre la espiritualidad y la meditación, en busca de nuevas técnicas en-el-vórtice para agregar a mi lista.

Quizás entonces la estrella de invencibilidad sea mía.

Por cierto, no es solo mi frustración con mis objetivos de Año Nuevo lo que inspiró este plan. Hace unas semanas, leí un libro llamado *10 Por Ciento más Feliz: Cómo Domestiqué la Voz en mi Cabeza, Reduje el Estrés sin Perder mi Borde y Encontré la Autoayuda que Realmente*

Funciona: una Historia Real del presentador de noticias agnóstico Dan Harris. En él, relata en detalle su descubrimiento de la meditación, explicando cómo lo ayudó a convertirse en un mejor individuo y más feliz. Su método: La clásica conciencia centrada en la respiración. Escucha su aliento e intenta despejar su mente, volviendo su atención a su aliento cuando vagabundea. Una de las principales conclusiones es que aprender a meditar es muy parecido a aprender un deporte: Cada vez que practicas, mejoras. Disfrutarlo -sentirse bien, hacerlo bien- no es el objetivo. Hacerlo regularmente lo es. Sentado en la silla, intentando de nuevo:" Ese es todo el juego", dice.

Esta afirmación, la cual he escuchado antes, me hizo preguntarme: ¿Tiene razón? Si la meditación no es un sentimiento, ¿Qué es? Tal vez no sé tanto al respecto como creo.

Tal vez lo estoy haciendo todo mal.

Yo no observo mi aliento. Lo intenté y lo odié. Simplemente me hizo hiperventilar. Y ciertamente no trato de no pensar, como lo hacen otros. Tener un punto focal, a menudo un mantra, me ayuda a mantener la tarea.

Dicho esto, tal vez hay algo en estas técnicas que finalmente es superior a la mía. Esa primera clase de meditación a la que asistí durante la cual me sentí tan inferior, tan poco practicada, tal vez había una buena razón para eso. Tal vez todos sepan algo que yo aún no sé. De cualquier manera, necesito averiguarlo; Necesito leer

Por supuesto, te haré saber lo que aprendo.

———

ENTREVISTA DE MEDITACIÓN # 1: La Budista

. . .

Mientras editaba este manuscrito, sentí que faltaba algo, pero no pude averiguar qué era. Entonces, me di cuenta: no soy tan buena en la meditación. Lo que este libro necesita es una buena dosis de experiencia.

Espero que disfruten las siete entrevistas (y una entrevista adicional) con meditadores de larga data intercalados en estas páginas; Yo ciertamente lo hice.

Primero: la profesora de arte y meditación Carrie Coe Phillips. Carrie es una persona cuidadosa y concienzuda. Cuando la conocí, me sentí inmediatamente atraída por su amabilidad, que se nota claramente en su rostro. Entonces la conocí y me di cuenta de que no es solo una persona amable, sino que también es bastante sabia.

¿Tienes paz interior?

Muchas veces, lo hago. No es todo el tiempo. Trato con miedos, problemas de salud. Y tengo respaldo para eso -cuando lo puse en práctica.

Cuando comencé a meditar, me sentí extáticamente bien. Cuando eres joven y saludable, te sientes totalmente en tu vida y lo amas. En estos días puedo decir que el viaje no se trata de felicidad. Se trata de autodescubrimiento, de apertura y de estar disponible para otros.

¿Es posible que alguien encuentre la paz interior?

Sí lo es. A través de la meditación. Creo que deben meditar.

Todos nosotros necesitamos breves interludios de experiencia no conceptual. Si alguien quiere un verdadero camino espiritual, yo también incluiría la práctica de shamatha. (No todas las meditaciones ofrecen el mismo servicio. De la que estoy hablando es de calmar, permanecer o descansar la mente, shamatha en sánscrito. Aquí es donde el movimiento de la atención plena encontró su origen).

Todos están tan absortos en luchas abrumadoras, que es útil tener una ligera visión de "no ser". Incluso alguien con la menor curiosidad puede experimentar fácilmente un cambio en cómo ven lo que está sucediendo.

¿Qué quieres decir con "no-ser"?

El "no-ser" del que hablo proviene de un principio básico del Budismo que propone la falta de existencia inherente a todo fenómeno. Brevemente, todas las cosas existen relativamente. Todo lo que existe lo hace en reacción y relación con otra cosa. Así es como las cosas aparecen y como son realmente desde la perspectiva de la mente iluminada. Cuando aflojamos nuestra comprensión de un ser sólido a través de la meditación, y también a través de una combinación de contemplación sobre el estudio y la escucha de las enseñanzas de maestros calificados, entonces, en mi experiencia, el camino hacia la "libertad" se revela en numerosas maneras.

Algunas formas de espiritualidad están basadas en reglas más que otras. En mi experiencia limitada con el Budismo, parece que está en algún lugar entre los extremos: No particularmente dogmático, pero al mismo tiempo, a menudo prescriptivo. ¿Qué piensas?

Puede ser dogmático. No tiene que serlo.

¿Alguna vez en tu vida ha existido un momento donde realmente cuestionaste todo lo que crees? ¿Cómo volviste dónde estás ahora? Cuéntame la historia.

De vez en cuando me pregunto por qué tiene que haber tantas imágenes en el Budismo. Viniendo de un fondo en el que hay una restricción contra las estatuas e imágenes, me molesta un poco.

Recibo diferentes explicaciones del por qué están allí. Una es que históricamente las estatuas no formaron parte de ello, y solo se agregaron más tarde después de que se abrió el Silk Road (debido a la influencia de las imágenes griegas), y por lo tanto no son una parte necesaria de la práctica. Otra es que las imágenes son representaciones de energía iluminada, una mente iluminada. Hay una gran variedad de métodos para personas en diferentes estados de práctica; algunos funcionan para algunas personas pero no para otras.

¿Qué pasa si te equivocas con tu fe? ¿Qué pasa si después de la muerte descubres que el Budismo es solo parcialmente cierto o no es cierto?

Las enseñanzas Budistas Tibetanas sobre el proceso de muerte y el proceso posterior a la muerte son diferentes a cualquier otra enseñanza. Hay instrucciones muy cuidadosas sobre qué hacer. Tengo plena fe en estas enseñanzas Tibetanas.

Sabes, cuando meditas con cierta consistencia, tu mente querrá despertarte con la verdad. Luego, cuando miras a tu alrededor, cuando escuchas o lees lo que han escrito otros meditadores, y tu verdad coincide con la verdad de la otra persona ... ahora estás en algo. Tienes revelación.

¿Qué quieres decir con revelación? ¿Qué tipo de revelación?

Por revelación me refiero a un destello momentáneo de sabiduría. Puede que ni siquiera lo recuerdes, pero te cambia a un nivel profundo. Los Budistas también lo llaman claridad.

¿Tienes claridad? ¿Cuánto dirías que tienes?

Claro, tengo algo. No hay forma de saber cuánto. Puedo decir que cuanto más medito, más posibilidades hay de que la tenga.

¿Quieres decir que si tengo destellos de revelación? A veces. No es algo que buscas; No puedes dirigirlo. Y como dije antes, la diferencia entre la comprensión ordinaria (que también aumentará con la meditación) y la verdadera comprensión espiritual es que probablemente no recordarás la verdadera comprensión espiritual después de que suceda.

¿Qué le dirías a alguien que está luchando contra la depresión?

No soy ajena a la depresión, y tengo dos familiares cercanos que han luchado contra la depresión la mayor parte de sus vidas. Ambos tienen una práctica de meditación diaria. Mi mejor consejo es que no uses tu meditación para tu depresión. Usa tu depresión para tu meditación.

Interesante. ¿Qué quieres decir con eso exactamente?

Quiero decir que si tu estás buscando la meditación de la felicidad, y choca con un obstáculo en el camino, entonces, ¿Qué hacer? ¿Te rindes? ¿Encuentras algo a que culpar? Mira la depresión como algo con lo que meditar en lugar de mirar la meditación como algo para sanar la depresión.

Meditar sobre la depresión significa estar con ella, no contemplarla mientras meditas. Si lo deseas, puedes agregar una breve práctica contemplativa antes o después de tu sesión de meditación.

¿Qué más? ¿Alguna otra idea sobre la depresión?

El consejo que tomo de Pema Chodron es inclinarme hacia las puntas afiladas. Si tu estás sintiendo esta desdicha de todos modos, ¿Qué tienes que perder al abrirte a ella, diciendo: "Está bien, aquí estoy, dame lo peor"? Sientes lo que sientes y no lo rechazas. Si puedes hacerlo incluso durante cinco segundos, la próxima vez pueden ser siete segundos. Y ya estás en camino.

La vida se trata de patrones. Estos patrones, ya sean negativos o positivos, se refuerzan cuando estás distraído. Pero cuando tú ves los patrones, meditas, tu mente se desacelera hacia abajo y comienzan a debilitarse. Tú vuelves al momento presente -a menudo alguna sensación en tu cuerpo- y lo observas. Algunos dicen que sienten su cuerpo interno ("¿Qué está haciendo mi dedo del pie en este momento?") Y otros siguen su respiración, pero si tienes una fuerte sensación en cualquier parte de tu cuerpo, tú vas allí. Si te distraes lo suficiente como para que no puedas concentrarte en la respiración, ve allí. Esto incluye sentimientos basados en el corazón como la tristeza.

No vayas a la depresión con conceptos. Ve a ella sin etiquetarla. Solo observa el sentimiento primario: Dónde está en tu cuerpo, cómo te sientes, solo nota y envía gentileza. En este punto, puede ser incómodo, pero ya no produce miedo. Y es el miedo a ese dolor lo que lo hace parecer insoportable, no el dolor en sí.

El primer maestro de Pema -autor, artista, poeta y gran maestro de meditación- Chögyam Trungpa Rimpoché dijo: "Pon la mente temerosa en la cuna de la bondad amorosa". Ámate a ti mismo, como sea que te encuentres. Identifícate como parte de todos los demás seres vivos por los que también estás practicando el amor.

En resumen: hazte amigo de tu depresión.

ABRIL: LA PERFECCIÓN DE UNA SIESTA Y UNA CAMINATA

Buenas noticias este mes: estoy meditando. Continuamente. (Finalmente.)

Finalmente estoy en el estado de meditación.

Sin embargo, no sucedió como resultado de La Lista. O mi hábito de cinco minutos, o los libros. Aunque he disfrutado estas experiencias con cierta frecuencia, no fueron suficientes para cambiar este barco.

Mis pensamientos seguían siendo en gran medida negativos.

¿Se da cuenta Abraham de lo difícil que es para mí? Me pregunté con frustración. *¿Todo esto de entrar en el vórtice, la meditación continua? ¿Set o el Arcángel Miguel saben lo que es tener una disposición natural menos que despreocupada?*

Cuando tú ya estás en dirección aguas abajo, por supuesto, se siente natural y fácil de seguir. Pero cuando tú estás tratando de girar el timón, es un dolor.

Y entonces, ¡milagro de milagros! Sucedió. Finalmente logré cambiar de dirección. Todo lo que necesité fue un gran empujón.

Ese empujón apareció en un columpio.

Ahora, lo admito, se trataba de una larga configuración. Comenzó con una siesta de tres horas con Xavier. (Esto es algo que había estado necesitando durante un tiempo). Luego, juntos, dimos un hermoso paseo nocturno, durante el cual enumeré, en voz alta, lo que me gustó ese día.

Estaba agradecida por las flores, ahora en pleno florecimiento; por los árboles, recién revestidos de verde. Estaba agradecida por los patos que nos recibieron tan ansiosos como siempre. Y estaba agradecida cuando Xavier, contento hasta ahora con su cochecito, pronunció su favorita de todas las palabras. Era su palabra para la lactancia: "boo-boo".

Ya que estábamos pasando nuestro lugar favorito para sentarse, un gran columpio en el porche con vistas al lago, su solicitud fue fácilmente atendida. Aparqué el cochecito cerca de la cabina y subí las escaleras, Xavier envuelto en una manta para mantener el viento alejado de su cuerpo. Con su rostro enterrado en mi pecho, me senté en el columpio, luego comencé a empujar mis pies contra la barandilla frente a él: Rodillas arriba, empujar, piernas arriba, columpiarse. Rodillas arriba, empujar, piernas arriba, columpiarse.

Tal vez fue el frío lo que evitó que Xavi se revolviera por la manta, o tal vez fue el movimiento del columpio. En cualquier caso, durante casi cuarenta y cinco minutos permaneció en silencio y contento, y yo también me tranquilicé. Mientras miraba el lago y los árboles y la calle más allá, donde un flujo constante de faros se movía uniformemente en la oscuridad, finalmente sentí la sensación de sentirme bien.

Cuando llegué a casa esa noche, continué mi meditación de gratitud, observando con alegría las pequeñas bendiciones. Me concentré en el sentimiento, simplemente me senté con eso, negándome a dejarme distraer. Al día siguiente, y luego el siguiente, cuando algo no me salió bien, inmediatamente encontré una manera de sentirme mejor. Compré un libro nuevo. Planifiqué un viaje. Respiré profundamente. Tomé un poco de café. Hice lo que pude para superarlo.

Eso fue hace dos semanas, y estoy feliz de contarte que el sentimiento ha estado conmigo desde entonces. Un día a la vez, encontré una manera de sentirme bien. Entonces no permití dejar ir el buen día.

En Super Mario Brothers, el progreso más claro se logra cuando el jugador completa otro nivel. Desde entonces, hasta que el juego termina, ella mantiene su nuevo lugar, reiniciando desde allí cuando muere.

Tal vez sea optimista, incluso ingenua, pero parece que este descubrimiento es un logro similar.

Espiritualmente hablando, puedo haber subido de nivel.

Durante catorce días seguidos, he tenido invencibilidad, aferrándome a la estrella incluso a través de desafíos. Más importante aún, es posible que haya descubierto una forma de recuperarlo cuando lo pierdo: simplemente haciendo más cosas de las que disfruto.

Si el sentimiento de sentirse bien realmente es el sentimiento de meditación, ¿Cuál es la diferencia de la qué se trata el sentimiento? Tal vez, en lugar de meditar primero, y luego sentirlo, puedo llegar desde el lado opuesto. Puedo tener el buen sentimiento, luego convertirlo en meditación recordando la naturaleza divina de esa alegría. ¡Puedo agradecer a Dios, o tener pensamientos amorosos, y ahí está! Eso es todo. Esa es la estrella.

Puedo hacer lo que pueda para tener un buen día, y luego no dejar ir el buen día.

———

LA VOZ GRABADA, con su relajante acompañamiento musical, era serena pero autoritaria. Cuál puede ser el por qué. Aunque no había nadie más en la habitación conmigo, me sentí obligada a hacer lo que decía.

"Siéntate sobre las piernas dobladas en una postura arrodillada, con la espalda recta. Luego coloca tu mano derecha sobre tu estómago. Respira profundamente, luego contén la respiración, observando todas las sensaciones que ocurren. Envía amor a la zona, amor, amor. Ahora deja salir el aliento y ponte de pie. Instrucciones como estas, muy detalladas, un tanto difíciles, llegaron una tras otra. Hubo reverencias, movimientos con las manos, y ejercicios de calistenia similares al yoga, y mucho de sentarse derecho. Pronto, mi brazo temblaba y mis piernas se quedaron dormidas, pero lo que realmente me molestó fue mi espalda.

No tengo buena postura. Es agotador. Es doloroso Y por alguna razón se me dificulta respirar. Entonces, después de mi encuentro con el Gurú, decidí probar una meditación Budista tradicional en un templo Budista tradicional (completo con estatuas), no funcionó tan bien.

Budistas, hombre, te digo. Son de verdad.

Aunque nunca supe exactamente qué tipo de meditación se suponía que era, sabía que el punto era trascender mi incomodidad. Supuse que el dolor me ayudaría a acceder a mis recursos internos. Y realmente me gustó la idea.

De hecho, me gustó todo sobre el lugar: las estatuas de oro, la colorida variedad de objetos sagrados, la cortina hecha de pequeñas cuentas de color púrpura. Incluso me gustó que fui la única que apareció esa noche, y que ni siquiera había un líder en vivo, solo un sistema de sonido realmente bueno. Era como tener mi propio Hal, la inteligencia artificial en *2001: Una Odisea del Espacio*. La voz, aunque incorpórea, era sabia y paternal, y en un raro momento de madre, tuve que estar sola.

Así que me decepcionó que lo odiara tanto.

No superé toda esa clase. Cuando el cuarto chakra fue completamente bendecido y explorado, Hal mencionó que quedaban tres más. *¿Siete chakras?* Pensé. Me volví a mirar el reloj una vez más. Solo había pasado media hora.

Dios santo, solo estoy a mitad de camino.

Respiré hondo y luego tuve esa sensación que sientes durante la postura de la cobra en el yoga Bikram, en la que algo así como que quieres llorar (o más). Pero las clases de yoga generalmente están llenas de personas bonitas y juiciosas, a menudo con una postura perfecta, todos los cuales lo verían irse.

No había tales personas aquí.

Aparté la vista del reloj, luego dejé caer los hombros y los acurruqué sobre mi estómago.

Ah, eso está mejor, pensé, estirando las piernas. *Tal vez simplemente voy a ignorar las instrucciones y hacer esto a mi manera.*

Entonces pensé, *o tal vez no.*

Con una rápida mirada alrededor de la habitación, me puse de pie y agarré mis zapatos. Entonces me escabullí de la habitación. Cuando salí, abrí las puertas y ventanas.

Luego me puse los zapatos.

Hal seguía allí, aun hablando, aun inclinándose, una y otra vez para siempre. Estaba atrapado en ese sistema de sonido, en esa habitación adornada.

Yo, sin embargo, no lo estaba.

Suceden cosas increíbles cuando trasciendes tu dolor. Lo entiendo, realmente lo hago. Abrazar la incomodidad no es solo para los monjes con camisa de aire; los buscadores de hoy en día también se benefician. En *Comer, Rezar, Amar,* la súper genial Elizabeth Gilbert habla sobre meditar mientras los mosquitos se deleitaban con su carne. Y en *Sexo, Drogas y Meditación: Cómo una Mujer Cambió su Vida, Salvó su Trabajo y Encontró un Esposo,* Mary Lou Stephens soporta diez tortuosos días de quietud y silencio en un intento desesperado por arreglar su vida rota.

Sin embargo, en mi automóvil la noche de mi gran escape de meditación, llegué a una decisión que se mantiene hasta el día de hoy: Simplemente no soy un tipo de persona sufrida. Embarazo, náuseas, agotamiento, maternidad y matrimonio, además de episodios regulares de depresión hostil -a pesar de las muchas grandes bendiciones en mi vida, cuando necesito desafíos, los tengo. Ellos me ayudan a crecer, me ayudan a recordar lo que es importante, pero lo que no me ayudan a hacer es a meditar.

Si alguna vez me ocurre la iluminación, probablemente no será durante una vigilia de toda la noche o un ayuno. Probablemente ocurra después de una siesta y un paseo.

ENTREVISTA DE MEDITACIÓN # 2: El Canal

*Segundo: Mi buena amiga y mentora **Leta Hamilton**. Resumir esta criatura terrenal pero de otro mundo llamada Leta en un párrafo ciertamente no es una tarea fácil. A primera vista, es una madre suburbana de cuatro hijos que usa múltiples pulseras en ambos brazos y largas bufandas. Sin embargo, profundiza un poco más y de repente estás hablando con alguien completamente diferente, alguien que realmente no esperabas: Una autora consumada y una canalizadora de ángeles. De cualquier manera, puedes aprender mucho de Leta.*

Dime cuál es tu definición de meditación, solo la tuya. (No hagas trampa)

Respirar con presencia y conciencia de la respiración. Respirar intencionalmente. Respirar y saber que estás respirando. Inhalar y exhalar con una atención plena sobre la respiración. Luego, a medida que avanzas en tu día, las cosas vienen y se van y estás presente para eso. La vida se convierte en una meditación caminando.

DESCRIBE **para mí tu práctica de meditación.**

Hago una meditación sentada de cinco minutos al día donde solo estoy sentada y respirando. A veces dura más tiempo, pero siempre es al menos de cinco minutos. Luego vuelvo a mi respiración en todo momento del día. Estoy orando constantemente durante todo el día. No es una oración por algo, solo una oración. La vida como una oración. La vida como meditación. Oro por la paz, como mi ser en el mundo. Oro en mi corazón con el mantra Dios, Dios, Dios. Yo digo: "Esto, esto, esto es Dios". Amo lo que es y si no amo algo, me miro como el observador y me doy cuenta de que no lo estoy amando y amo que no lo estoy amando. Doy un paso atrás y me veo en una situación y me encanta.

¿Qué podrías decirle a un nuevo meditador que le ayude en la primera parte del proceso de aprendizaje?

Respirar. La respiración es muy importante. Solo escuchándote a ti mismo inhalar y exhalar, dentro y fuera, dentro y fuera. Es suficiente. Cinco minutos de solo respirar. Luego, observa tu respiración durante todo el día. Siempre vuelve a la respiración. Recuerda respirar conscientemente, atentamente y con presencia. Cuando lo pienses, respira. En todo momento del día, recuerda inhalar profundamente y exhalar profundamente. Estás respirando, respirando, respirando y, de repente, la vida se convierte en meditación. La meditación y la oración se unen en armonía porque ya no estás orando como una súplica para que algo cambie, estás siendo la oración.

¿Cuánto tiempo llevas practicando la meditación?

La meditación ha estado en mi vida desde que mi segundo hijo tenía seis meses y el primero tenía tres años y medio. Esos son unos ocho años. Solíamos llevar a William a su preescolar y yo salía a caminar con Oliver después de dejarlo. El usualmente dormía en su cochecito y yo me sentaba fuera en un banco si había buen clima o lo llevaba al apartamento y lo sentaba en el sofá si el clima era malo.

Solo me sentaba y respiraba. Continué con esta práctica cuando nos mudamos a nuestra nueva casa y comencé con el hábito de levantarme temprano en la mañana antes de que los niños despertaran. Me siento en el sofá y simplemente respiro.

Si no me levanto antes que los niños, busco otra oportunidad en el día para sentarme y respirar durante cinco minutos.

¿Has tenido alguna experiencia inusual durante la meditación?

Después de haber estado meditando durante un año más o menos "religiosamente" (todos los días), y mientras leía *La autobiografía de un yogui* de Paramhansa Yogananda, tuve una experiencia personal muy profunda en la que sentí una presencia en la habitación conmigo, mientras meditaba. No puedo explicarlo más que decir que se sintió real. Aunque no podía probar que estaba allí, ni señalar ninguna evidencia de su existencia, sentí la presencia de otro ser en esa habitación tan claramente como sentí la presencia de mi propio cuerpo.

Esta presencia permaneció conmigo, fuertemente, durante una semana completa. Después de esa semana, desapareció, pero poco después otro pensamiento "fuera de mí" vino a mi conciencia mientras meditaba: Ir a la computadora y escribir la palabra "Miguel". Lo hice, y en la pantalla apareció una docena o más de imágenes del Arcángel Miguel. En ese momento, una voz sobre mi hombro derecho dijo: "Leta, este es el Arcángel Miguel y he venido a trabajar contigo".

Hice un trabajo exclusivo con el Arcángel Miguel por un tiempo y luego, mientras conducía a casa un día de una reunión con una amiga, escuché: "Leta, este es Gabriel y también estás trabajando conmigo ahora".

No puedo explicar estas experiencias racionalmente. No son racionales. Sin embargo, para mí, son tan reales como las experiencias de dar a luz a mis hijos. Me abrieron un nuevo camino de expansión.

Desde entonces he tenido otras experiencias que tampoco son racionales, pero que también son reales. Una noche, por ejemplo, mi esposo me despertó en medio de la noche y miraba hacia el techo de nuestra habitación y decía: "¡Qué demonios!" Cuando miré hacia arriba, vi una figura geométrica de luz que estaba directamente encima de nosotros. Tenía patrones y complejidad de que estaba más allá de una sombra lunar. Se levantó y fue al baño, y la luz cruzó el techo y salió por la ventana. Le dije: "Yo también lo vi", pero nunca volvimos a hablar de ello. Este fue el comienzo de otra "apertura" a otras dimensiones y formas de comunicarse con realidades no físicas.

Otra experiencia: Una vez, estaba en el automóvil y por el rabillo del ojo vislumbré a un niño. Pensé que era uno de mis hijos escondido en el asiento trasero y los llamé. Sin embargo, cuando miré detrás de mí, no había nada más que la presencia invisible de algo.

"Bueno. ¿Quién está aquí conmigo? pregunté.

La respuesta llegó en forma de un ser ligero al que solo puedo hacer referencia como un elfo. Suena loco sin embargo, para mí, ¡era tan real como si hubiera ido a la Tierra Media y me hubiera encontrado con el Reino de los duendes! Me senté allí en el carro y tuve una conversación con este elfo que me decía que ahora estaba abierta a recibir mensajes de los seres de luz elementales que residen en este planeta en forma no física.

Tengo conversaciones con árboles que son reales. Me hablan y me dicen qué pasa con mi vida desde la perspectiva de un árbol, que es una perspectiva muy larga considerando cuánto tiempo viven los árboles. También me han visitado los árboles en meditación y me han llevado a viajes que expanden vidas.

¿Alguna vez has sido sanada, corporalmente o de otro tipo, durante la meditación?

A través de la meditación, he podido recibir las lecciones que mis partes del cuerpo quieren enseñarme. También me he expandido tan drásticamente que ahora puedo comunicarme con ángeles y seres de luz en todo el cosmos y extender conscientemente mi energía en todas las direcciones y en todos los rincones del Universo.

Debido a la meditación, mi mundo interno es tan emocionante como las experiencias externas de mi realidad manifestada en forma. No puedo decir que todos tendrán mis experiencias si meditan, pero puedo decir que a lo que te abres a través de la meditación es tan interesante, tan alucinante y divertido, que se convierte en tu alegría de estar contigo mismo.

¿Cuántas personas pueden decir que están realmente enamoradas de quienes son? Yo puedo decirlo. Creo que la mejor sanación que este planeta puede experimentar es la sanación del Amor propio. Me amo más de lo que nunca creí posible. También amo lo que es. Y eso, en sí mismo, es una gran sanación para el planeta.

¿Cuáles son tus creencias espirituales? ¿Están agrupados como un sistema de creencias reconocido de cualquier tipo?

En pocas palabras, todo lo que es es espiritual.

Creo en lo sagrado de los pañales sucios y la ropa sucia, así como en la ceremonia sagrada. Creo que, en todo caso, la ropa sucia se sacrifica más que la ceremonia sagrada porque no tiene pretensiones; simplemente es. Lavandería es lavandería. La forma en que percibes la tarea de lavar la ropa se despierta a su belleza, su naturaleza iluminada, su perfección o no.

No existe un sistema de creencias o religión establecido al que me suscriba. No soy Cristiana. No soy Budista. No soy Hindú ni Musulmana. Soy quien cree en lo sagrado de los pañales sucios y la ropa sucia. Yo soy quien cree en el cielo aquí, ahora mismo, de adentro hacia afuera. Soy la que trabaja diligentemente para eliminar todas las creencias, así que no me queda nada, la gran nada de mi ser. Soy yo quien examina mis creencias, mis historias y las elimina una por una hasta que me quede solo lo que es.

No estoy aquí para la gente. No estoy aquí para ser nada para nadie. No estoy aquí por mis hijos. Vienen por mí, así que puedo aprender de ellos, pero no estoy aquí por ellos. Los cuido hasta la edad adulta, pero no confían en mí para nada, cósmicamente hablando.

Estoy aquí solo por la tierra. Estoy aquí para elevar su vibración, para traerle paz, para colocarla en una vibración más alta en la galaxia y más allá. Estoy aquí para ser una pacificadora para la tierra. Si eso también ayuda a la humanidad, es un subproducto bendecido. En primer lugar, traigo paz a mi Ser para que la tierra sea más pacífica y, por lo tanto, eleve su propia vibración, un ser humano amándose asimismo a la vez.

¿Qué es lo mejor de la meditación para ti?

He disfrutado haciendo de la meditación y la contemplación la forma en la que estoy en el mundo. Existo con mi familia y hago todas las cosas habituales de mamá, pero al mismo tiempo nunca estoy a más de un respiro de un maravilloso rayo, de un momento "ah-ha" donde de repente entiendo algo sobre la humanidad o de la gente que me rodea o del universo de una manera que antes era misteriosa. ¡Es divertido!

Todos hablamos de la meditación como si fuera una experiencia similar para todos. Y ahora sabemos que las mismas regiones de nuestro cerebro se activan sin importar qué práctica usemos. ¿Qué piensas: qué tan cerca está lo que una persona llama estar "en contacto con Dios" a la experiencia sentimental que otra tiene de un mero "descanso y relajación"?

Estar en contacto con Dios es ser consciente de la fuerza activa y vital dentro del Ser, la carga eléctrica que lo anima. Es lo que está "detrás" de la personalidad manifestada y la persona que llamas "tú" en un entorno convencional. Alternativamente, estoy relajada, descansada, abrumada, tranquila, enojada, amorosa y todas las demás emociones de la experiencia humana de la vida en la tierra, pero ninguno de ellas toca mi confianza y fe en el Dios que siempre está presente en mí como una fuerza viviente

Para mí, Dios no es una creencia, una idea o un concepto. Es una fuerza de la vida que vibra que siento verdaderamente, como una experiencia real. Es como el Chi del taoísmo. Esa es la única forma en que sé cómo acercarme a describirlo. Las imágenes de Dios de mi infancia del hombre con una túnica con una gran barba blanca no son nada junto a esta fuerza, que es sin rostro, sin forma, atemporal e infinitamente expansiva. Es como si me pasara electricidad todo el tiempo y me hace sentir parte del cosmos, sin importar lo que esté sucediendo en el mundo que me rodea (¡piensa: ropa, platos sucios y caos!).

¿Qué pasa cuando estás deprimida, enojada o de mal humor? ¿La meditación todavía te ayuda a sentirte mejor? ¿Con qué frecuencia te ayuda a salir de tu rutina? ¿Con qué frecuencia no lo hace?

Raramente siento que estoy de mal humor en estos días, pero eso sucede a veces. Entonces, la meditación me hace sentir mejor. Observo el mal humor y estoy agradecida por la sensación de estar de mal humor. ¡Me recuerdo a mí misma que es la bendición más grande y mejor que una persona podría tener! A través de todos estos diferentes sentimientos y emociones, se me da la oportunidad de amar más a Dios, experimentar la fuerza de vida que está dentro de mí aún más ampliamente y expandirme a nuevas comprensiones que no tenía antes. Estoy agradecida por todo esto. Siempre hay otra noche de sueño por venir y un nuevo comienzo en la mañana. Siempre tengo la oportunidad de verme a mí misma desde una perspectiva más profunda y observar lo que sucede mientras estoy enojada, malhumorada o lo que sea. Puedo observar en cualquier momento cómo me siento y honrar eso inmediatamente. ¡Cuando estoy frustrada, tengo la suerte de tener esa emoción! Todo esto es una gran bendición y estoy agradecida de estar viva.

¿Con qué frecuencia se siente bien la meditación en el momento? ¿Con qué frecuencia tienes ganas de levantarte de la silla?

La meditación se siente bien todo el tiempo, al igual que la contemplación. La contemplación es una forma de reflexionar durante el día buscando una mayor comprensión de todas las cosas que te rodean. Es una forma de pasar por la vida con un sentido de humildad para que siempre estés lista para aprender y expandirte. La humildad es una gran fuerza porque te da el espacio para aprender y crecer. Lo que descubres es más allá de la explicación. Es felicidad, pura y simple.

¿Qué te hace seguir meditando?

El conectar con Dios, esta fuerza vital que he descrito anteriormente, me mantiene meditando y contemplando todos los días. Me encanta cómo me siento por dentro. Me encanta que en un momento pueda pasar de "¡A AAAAHHHH!" (piensa: cuatro niños se quejan de algo al mismo tiempo, una casa que estaba limpia hace dos minutos y ahora es un desastre, un perro que ladra, un esposo que no se siente bien y mil cosas más que podrían considerarse "Mi día ") a "Te amo Dios. Estoy muy agradecida Gracias."

La gratitud siempre está a solo un respiro. Ese es un sentimiento realmente genial. Estoy bellamente bendecida. No hay mucho más que eso. Es increíblemente difícil de describir. Yo no sé si lo he hecho muy bien. Experimento todas las cosas que experimentan todos los humanos, pero tengo una relación con la divinidad interna de la Vida (lo llamo Dios) que es difícil de describir, pero increíblemente gratificante e incomprensiblemente dichosa.

¿Hay algo más que te gustaría comunicarle al lector de este libro?

Quisiera que cualquiera que lea este libro sepa que la humildad y la rendición son fuerzas grandes y poderosas. Nos permiten movernos en la vida a nuevas vistas que son más gloriosas que cualquier cosa que podríamos haber imaginado. Permiten que la vida haga su magia en nosotros. Crean espacio para la alegría en el SER. Hacen que las cosas que no nos gustan parezcan regalos (y regalos que son). Nos dan espacio para desenvolver el regalo y verlo lo hermoso que es. Nos mantienen alerta, buscando nuevas comprensiones, perspectivas ampliadas y crecimiento interno. Nos permiten pasar de "¡No entiendo esto!" a "Ah, sí, lo entiendo totalmente" en aproximadamente un milisegundo (una vez que hayamos practicado). Cuento la humildad y la rendición como mis mejores amigos en la esfera no-física. Me hacen reír, llorar buenas lágrimas cuando las necesito y divertirme con la vida. Tener. Tanta. ¡Diversión!

Te voy a dar un ejemplo. Después de leer esta entrevista para dar mi aprobación final antes de la publicación, ¡Me di cuenta de que parezco una persona loca! ¡Me colocaría en un hospital para personas trastornadas si no fuera tan funcional y normal en todos los demás aspectos! Aunque las cosas que escribí son ciertas para mi experiencia, me siento muy expuesta en la relectura de ellas.

Entonces, vuelvo a rendirme. Vuelvo a saber que estos sentimientos de vulnerabilidad son perfectos. Es una cosa perfectamente normal sentirse fuera de la zona de confort de uno a medida que ingresa a nuevos lugares en su viaje interior. Estos sentimientos están bien. Estoy permitiendo que este libro sea lo que está destinado a ser, lo que sea que sirva al bien supremo, a pesar de algunas emociones complicadas al respecto y mi sensación de falta de control. Esto es rendirse. Esto es humildad.

MAYO: OBSERVANDO

ENTONCES, ESTOY LOCA OTRA VEZ. TOLLE LLAMA A ESTE ESTADO MENTAL "demente", pero me conformaré con el término menos dramático. Mi mente es una casa de horrores, en la que cualquier escape solo conduce a un pensamiento aún más monstruoso.

Ella es molesta. Él no me ama. Creo que he aumentado de peso. No importa cuán duro trabaje, no logro hacer nada.

Estoy deprimida. Estoy agotada. Esto es duro. Está empeorando.

Realmente desearía poder renunciar.

La meditación diaria sentada nunca ha sido fácil para mí, pero en este suelo mental rocoso ha sido especialmente difícil. Nada está creciendo, Nada se está alimentando. A menudo, después de mis cinco minutos en el piso, me siento peor que cuando comencé. A menudo, me salto por completo. Pero, ¿Puedes culparme por no querer sentarme en silencio conmigo misma cuando soy una compañía tan desagradable?

La semana pasada, en un intento de socavar esta condición, vi otro video de Esther Hicks. Una de las analogías de Abraham dio en el clavo. Cuando el auto tiene poco combustible, dijo, no se conduce a la estación, luego se sienta frente a la bomba para discutir el problema. No, solo llena y vete. Entonces, ¿Por qué, cuando una persona espiritual se siente ansiosa, enojada o deprimida, recurre primero al análisis? Hablan sobre el problema extensamente, se preocupan y se obsesionan, apenas miran la bomba que está justo al lado de ellos. Oración, meditación, gratitud, rendición: estos son nuestros recursos y funcionan. Llena ya y sigue adelante.

Esa soy yo, pensé mientras escuchaba la historia. *Eso es exactamente lo que hago.*

Me imaginaba mi conversación.

"El tanque está vacío y necesito saber por qué", le digo a mi esposo, que está sentado a mi lado en el auto. "¿Me puedes dar el libro de kilometraje para que pueda revisarlo y podamos averiguar qué pasó?"

"Mollie, estás siendo tonta", me dice David con un gemido. "¿Realmente vale la media hora que toma? ¿Además del tiempo para registrar todos tus viajes?

"Por supuesto que vale la pena. Sabes que lo es. Ahorramos mucho dinero de esta manera ".

"Tenemos dinero extra. Lo que no tenemos es tiempo. No te asustes; Me voy a llenar ahora".

David sale del auto y abre la tapa del tanque, luego pone su tarjeta en la máquina. El gas fluye hacia el automóvil y me doy la vuelta en mi asiento de pasajero, observando cómo los números suben rápidamente. Cuando escucho el clic, garabateo algo en mi libro, luego saco mi calculadora.

David vuelve al auto y pone los ojos en blanco, gira la llave y enciende el motor.

———

EL DESAPEGO ES una palabra que las personas espirituales usan a menudo, y de alguna manera, entiendo por qué. Solo cuando permitimos que la vida sea como es, sin ansias, podemos estar verdaderamente en paz. No solo Abraham nos advierte contra el modo de resolución de problemas instintiva; muchos otros maestros dicen lo mismo. Y, sin embargo, hay algo en esta idea que no puedo entender: ¿Podemos al menos tratar de arreglar lo que está mal? ¿Está bien tener objetivos, trabajar hacia las cosas? Si no, ¿Cómo mejoraremos?

En otra sesión de meditación Budista a la que asistí durante mi búsqueda, intenté conciliar este enigma. Inmediatamente después de un ataque de depresión de tres semanas de duración, fui con una intención: despejar mi cabeza de una gruesa capa de sentina similar a la que estoy atravesando ahora.

Cuando entré en el pequeño estudio de yoga en el piso de arriba donde se celebraba, cuatro caras abiertas y amigables me dieron la bienvenida, incluyendo la líder. Con una sonrisa brillante, la mujer burbujeante y corpulenta, obviamente extrovertida, se dirigió al lugar donde guardaban las esteras. Elegí una azul y la llevé a un lugar contra la pared, y luego, me alegré de tener el resto para mi espalda; La clase se prolongó durante más de dos horas.

La primera mitad de la sesión fue difícil, triste, decepcionante: la meditación no funcionaba con su magia. A mitad de camino, deseé estar en cualquier lugar menos allí. Ya faltaban tres cuartos y tenía ganas de llorar.

Lamentablemente, no pude llorar.

Habiendo perdido toda esperanza de sentir lo Divino ese día, recurrí a mi plan de respaldo: La oración.

"Ayúdame Dios. Ayúdame Dios." Pensé una y otra vez. "Es difícil ser humano hoy, y estoy desesperada".

Se argumenta que Dios nos habla constantemente en una variedad de formas, y en la hora que siguió, mi experiencia lo confirmó.

Después de que la parte de meditación de la clase llegó a su fin, comenzó el tiempo de discusión. Primero, la líder leyó un pasaje de un texto Budista. Luego compartió una historia para acompañarla. Esa semana, dijo, su auto se había averiado, causando todo tipo de inconvenientes.

"El auto está en el taller y no puedo pagar la factura. Ya he llamado a la mayoría de mis favores. Ahora estoy tomando el autobús, y mi reacción interna es muy negativa y sombría; se siente como si todo se estuviera desmoronando."

"Y así, hago lo que se nos enseña a hacer en momentos como este: En lugar de juzgar mis reacciones, las observo."

"Observo mis sentimientos, mis pensamientos ansiosos, uno por uno. Y eso ayuda. Me ayudó hoy. Comencé esta mañana molesta y frustrada, pero después de meditar me siento un poco mejor ".

Cuando la mujer terminó su historia, alcé las cejas, abrí mucho los ojos y le permití ver mi reacción de sorpresa.

"¿Mollie?" dijo ella. "Piensas en algo, ¿no es así? ¿Te gustaría compartirlo con nosotros?

"Sí, le dije. "¿Entonces observas lo que estás sintiendo? ¿No piensas en un pensamiento más positivo para contrarrestarlo?

"No", respondió ella. "Solo lo observo. Eso es lo que aprendemos en el Budismo".

"¿Y qué pasa si estás deprimida y necesitas sacarte eso? ¿Es suficiente con observarlo y meditar?

"Tal vez", dijo. "Quizás no, no lo sé. Pero para mí, es al menos mi primer paso".

Asentí, el entendimiento venía lentamente sobre mí como una nube." Observar. Solo observar. Distanciarse primero. Entonces, y solo entonces, ¿Tomar medidas? Me sentí como un estudiante de primaria, como un niño.

"O no", respondió ella suavemente.

"Bueno."

Observar. Observar. La palabra se clavó en mí como un anzuelo, atrapando un poco de mi carne. *Yo puedo hacer eso. Puedo observar*

Y así, por el resto de la clase, y el resto de la noche, me di permiso para sentir. No luché contra mi estado de ánimo oscuro, no "opuse resistencia", como se suele decir, traté de no juzgarme a mí misma y que fuera peor.

No fue un proceso fácil.

Desde que aprendí a elegir un pensamiento más positivo en la universidad, cuando mi depresión estaba en su peor momento, he confiado en el poder de la mente. Los maestros de la ley de la atracción a menudo recomiendan lo mismo, advirtiendo contra centrarse en lo que no quieres. Esa noche, sin embargo, mis estrategias habituales no estaban funcionando, así que decidí probar este otro método extraño. Me permití a mí misma mis turbulencias, mi negatividad, lo peor. Observé y observé un poco más.

Cuando me fui a dormir esa noche, un poco de paz se había infiltrado. Pero al día siguiente, volví a mis viejas costumbres.

Observar, no juzgar -resulta difícil, muy duro. Mucho, mucho más duro de lo que parece. Depresión: mala. Coches arruinados: mal. La incapacidad de meditar adecuadamente: terrible.

¿Cómo renuncio al impulso de arreglar lo que está mal? ¿Qué pasará si lo hago? Qué no? ¿Cuánto tiempo de observar es suficiente antes de comenzar a pensar y resolver?

No respondí las preguntas esa semana. Todavía no las he respondido.

———

HAY al menos algunas buenas noticias este mes. Hace dos semanas, como parte de mi plan antes descrito, leí un libro inspirador. Llamado *Cero Límites: el Sistema Secreto Hawaiano para la Riqueza, la Salud, la Paz y Más*, el libro narra los encuentros de Joe Vitale con el excéntrico sanador Hew Len. Len es coautor del libro, que analiza una modalidad de sanación que se creó en base a la tradición hawaiana de Ho'oponopono.

El resultado: Len recomienda decir un mantra sanador todos los días, durante todo el día, de la siguiente manera: "Lo siento, por favor perdóname, gracias, te amo". De esta manera, "limpiará" la energía de las personas y del mundo que lo rodea, y creará, tanto para ti como para los demás, todo tipo de sanación emocional y física.

Esa es una promesa bastante grande, pensé después de mi segunda noche consecutiva con el libro. *Pero vale la pena intentarlo. ¿Quién sabe? Tal vez esta es la práctica espiritual que he estado buscando que me permitirá entrar en el estado de meditación a voluntad.*

Tal vez he encontrado mi Zona Sesgada.

Había sido un día difícil y, sin embargo, tenía la esperanza de que funcionaría. Apagué la lámpara y me acosté, colocando mi mano sobre el estómago desnudo de mi esposo dormido.

Lo siento, por favor perdóname, gracias, te amo.

Las palabras llenaron mi mente, me llenaron.

Lo siento, por favor perdóname, gracias, te amo.

Me humillaron, comenzaron a traer paz.

Lo siento, por favor perdóname, gracias, te amo.

Y lo hice. Yo amaba a este hombre.

Lo siento, por favor perdóname, gracias, te amo.

Amor, Amor, Amor. Y más amor.

Me acerqué al cuerpo largo y cálido de David, sintiendo la piel de su costado contra la mía. Imaginé que la energía del amor me atravesaba, y lo imaginé sintiéndolo con la misma fuerza.

Entonces me quedé dormida.

A la mañana siguiente, cuando desperté, recordé la experiencia e intenté recrearla rápidamente. Pero mi corazón no estaba en ello, y la sensación de paz no llegó, así que poco después de comenzar me di por vencida. Recogí a mi hijo y lo llevé a la cocina donde batimos un montón de huevos en un tazón. Cocinamos, comimos y bebí mi café, pero no medité.

Esa noche en la cama, puse mi mano sobre David como antes, tratando de recrear la experiencia. Funcionó un poco, pero no fue mágico.

Por supuesto, me di cuenta. *No hay nada especial en las palabras. El poder está en creer en ellas.*

JUNIO: HA PASADO DEMASIADO TIEMPO DESDE QUE HE ESTADO ARRIBA

EL VERANO YA, Y UN PENSAMIENTO FAMILIAR ME ESTÁ ATORMENTANDO: ha pasado demasiado tiempo desde que he estado arriba.

Mi meditación practicada se ha derrumbado. No he estado usando la lista.

Una vez más, estoy fallando miserablemente.

Aquí hay algunas posibles razones para la falla:

- Llevo ocho meses de embarazo y estoy cansada. Cuando medito en la mañana, que sigue siendo un escenario impredecible en el mejor de los casos, casi siempre me pongo pesada y letárgica. Y más tarde en el día, no hay tiempo.
- Es difícil. Mi mente divaga, y no puedo alcanzarlo. A veces, ni siquiera quiero hacerlo; Prefiero dejarlo actuar.
- No siempre funciona; No siempre consigo el sentimiento.
- Me estoy sintiendo un poco sola en todo esto de la meditación diaria.

En Seattle, no tenemos muchas celebridades; los avistamientos son pocos y a nadie le importa, de todos modos. Dicho esto, una anécdota sobre la persona real detrás de la persona puede ser un pequeño placer. Especialmente cuando es algo inesperado.

Es por eso por lo que, cuando más o menos una década atrás, mi antigua jefe mencionó que su amiga una vez conoció a Oprah, mis oídos respondieron de inmediato.

"Amo a Oprah", le dije. "Ámala, ámala. Juro que ella me ayudó a terminar la secundaria. Todos los días, cuando llegaba a casa, era lo único encendido, y mi madre y yo la veíamos juntas. A veces lloraba. Es uno de mis recuerdos favoritos de mi madre".

"Lo sé", dijo Patton, como llamábamos a nuestra menos militarista gerente de restaurante. "¿Y sabes qué? Ella es la cosa real. No es un acto".

"¿Cómo lo sabes? ¿Qué le dijo ella?"

"Mi amiga la conoció en una cena en Sun Valley, Idaho, y como es su fan, decidió presentarse. Se acercó a ella, pero tan pronto como llegó, alguien la interrumpió. Luego alguien más, luego alguien más. Oprah estaba en una de esas incómodas posiciones donde quería que la primera mujer supiera que no se había olvidado de ella, pero que tampoco ignorara a las demás. Entonces, ¿Sabes lo que hizo? Ella tomó su mano y la sostuvo.

Patton se inclinó más cerca, bajando su ya suave voz. "Ella se aferró a su mano".

En mi vida, hay pocas Oprahs (aunque tengo algunos Gayles y un gran Stedman). No tengo muchos modelos a seguir, personas que puedan ayudarme a crear estrategias desde un punto de apoyo más alto.

La mayoría de las personas que conozco son bastante normales.

No quiero juzgarlos, o notar cualquier falta, cada uno es un gran maestro para mí. Pero cuando necesito un ejemplo, alguien a quien emular, a menudo me encuentro a mí misma llegando más lejos.

Con frecuencia, busco un libro.

Este mes, los libros que busqué fueron particularmente de apoyo, y me sorprendería si no siempre los considero mis amigos. En coautoría con el canalizador fallecido Jane Roberts y la entidad espiritual llamada Seth, los llamados libros de Seth son realmente una educación. Mientras que Abraham es más práctico, fácil de asimilar, Seth es largo, denso y cerebral -se come mejor con un tenedor y un cuchillo. Y masticado.

De mi favorito de estos hasta ahora, *El Enfoque Mágico: Seth Habla Sobre el Arte de la Vida Creativa,* viene una visión particularmente relevante.

"Considera un objetivo hipotético como objetivo", escribe. "Cuando se usa adecuadamente, el intelecto imagina el objetivo e imaginativamente lo alcanzas. Si se tratara de un objetivo físico, la persona se pararía [arco y] flecha en la mano, pensando solo en golpear el ojo de buey, concentrándose mentalmente en él, haciendo quizás algunos gestos aprendidos (pie adecuado o lo que sea) y las propiedades mágicas del cuerpo harían el resto."

En otras palabras: El arquero sabio se enfoca en el objetivo, no en nada (o todo) que pueda salir mal. Luego, toma la acción que viene naturalmente. No hay cosas de mente de mono. Sin esfuerzo. Sin locura. Y sin embargo, y esta es la parte más interesante para mí, la mente aún juega un papel, tiene un propósito.

Es la herramienta que usa para imaginar el objetivo.

El mes pasado, escribí sobre observar, luego actuar. Esta analogía encaja perfectamente con eso. Observamos lo que es. Entonces observamos lo que preferimos. Entonces, y solo entonces, actuamos.

En la primera parte del proceso meditamos, damos un paso atrás, nos distanciamos de nuestros sentimientos. En la segunda parte, usamos la mente de forma limitada, centrándonos en el objetivo y solo en el objetivo, como el arquero. En el tercer paso volvemos al estado de meditación, posiblemente encontrando nuestra solución o el comienzo de esta allí. Finalmente, tomamos las medidas apropiadas según lo inspirado, y nuestras mentes también ayudan con eso.

En otro pasaje del mismo libro, Seth aclara aún más esta idea, haciendo una distinción entre nuestras dos mentes. La gran mente, nos dice, es nuestro espíritu, nuestro ser superior, la parte de nosotros conectados con el Todo. Esta mente es siempre sabia y completamente informada. La pequeña mente, por otro lado, es limitada a la que generalmente nos referimos cuando usamos el término. Esta tiene muy pocos hechos para continuar, por lo que fabrica constantemente los suyos.

Mientras leía esto, me di cuenta: Todo el tiempo, lo he tenido exactamente al revés. He estado usando mi pequeña mente para planear, y mi gran mente para imaginar. Pero la Gran Mente no es la imaginadora; Es la planificadora, la que tiene la información real. Y la pequeña mente no es la planificadora; Es la imaginativa, la que traduce lo que nuestra mente sabe en experiencias e ideas concretas y terrenales.

¿Quién sabe?

Mi conclusión: no estamos destinados a estar completamente libres de mente, de pensar, a diferencia de lo que previamente creí que Eckhart Tolle dijo. Pensar está bien. Pensar es bueno. Es lo que piensas, cómo usas la mente, lo que importa. Quizás, en lugar de tener objetivos y estar indebidamente apegada a los resultados, como lo he estado durante tanto tiempo, puedo tener preferencias. De esa manera, puedo permitir a mi mente su poco de trabajo, imaginar la realidad que quiero crear, y al mismo tiempo darme cuenta de que el resultado final está fuera de mis manos.

Quiero ser feliz, alegre, despreocupada. Quiero tener un auto que funcione. Prefiero tomar una taza de café fuerte, no una suave, y una ducha caliente por la mañana.

Me imagino cada una de esas cosas, el placer que traen. Entonces me recuerdo que pase lo que pase está bien. Más que bien: Es lo mejor para mí en ese momento. Lo mejor para la evolución de mi alma.

Observa. Medita. Imagina. Medita. Acepta. Actúa, medita. Acepta.

"Es malo." Observa.

"Lo odio." Observa.

"Prefiero algo más". Imagina.

"Acepto lo que es y lo que sucede después". Acepta, medita, acepta.

"¿Qué es lo que mi yo superior me dice que haga ahora?" Actúa, medita.

Acepta.

Entonces, ahí está. Todavía puedo usar mi mente. Puedo pretender, visualizar, imaginar. Será más difícil que nunca resistir la tentación de planificar de manera consciente, confiar en el ser inconsciente superior para saber qué es lo mejor. Pero al menos hay algún papel para el pequeño yo.

Amo mi mente, pero también me gusta mi mente.

———

Y CON ESO, vuelvo a ver mi lista de prácticas espirituales, revisada en base a las ideas de los últimos meses.

- Seguir mi guía interior momento a momento;
- Mantener parte de mi atención enfocada en mi cuerpo interno tanto como sea posible;

- Hacer una meditación de visualización (sentir el cuerpo interno, imaginar mi ser superior, enviar energía de amor o energía sanadora para mí u otros);
- Hacer una meditación sentada con observación separada: observando mis pensamientos mientras pasan por mi mente con la conciencia de que no son reales. (Este es el tipo que usaba Dan Harris cuando experimentó su meditación más profundas: Una experiencia "mejor que las drogas").
- Hacer una meditación de conteo usando cualquier mantra de elección. ("Tengo poder. Uno. Tengo poder. Dos. Tengo poder. Tres ...")
- Repetir un mantra o una afirmación con frecuencia durante todo el día;
- Observar mentalmente todo por lo que estoy agradecida;
- Elaborar un diario;
- Leer libros espirituales;
- Escuchar música mientras te enfocas en la energía del amor;
- Enviar energía de amor a otros a mi alrededor mientras hablamos o interactuamos;
- Hacer cosas que me hagan sentir bien y luego aferrarme a ese sentimiento;
- Estar en presencia de personas de mentalidad espiritual y sentir su energía de amor;
- Orar a mis ángeles y guías. (Lewis Carrol y Kryon, otro dúo de canalización y espíritu que leí recientemente, lo recomiendo).
- Hacer lo Budista, y solo observar.

CRUCÉ algunos elementos de mi lista anterior, habiéndolos probado recientemente sin éxito. Reemplazar cada pensamiento negativo por uno positivo fue demasiado tedioso para mí, recordándome a mí misma lo Divino demasiado vago. Luego me obligué a sonreír, lo cual fue simplemente ineficaz.

Mi lista ya es demasiado larga; No estoy pagando la renta por cosas que no quieren funcionar.

————

ENTREVISTA # 3: El Intelectual

ANTHONY AMRHEIN nunca tuvo la intención de convertirse en un currículum ambulante; una vez le dijo a su madre que no tenía una meta en la vida (algo que le costó mucho aceptar) Pero cuando eres alguien a quien le encanta aprender por aprender, es difícil no lograr algunas cosas en el camino.

Y así, Amrhein se convirtió en un ministro capacitado del Nuevo Pensamiento, luego sirvió en el Centro para la Vida Espiritual y en la Amada Comunidad de Creadores de Paz Espirituales. Obtuvo una licenciatura en psicología y adquirió treinta años de experiencia en el campo de la terapia de abuso de sustancias. Finalmente, estudió con el maestro iluminado Gesshin Myoko, el Maestro del Resonar Yogi Russill Paul, el maestro Vipassana S.N. Goenka y el maestro Zen Dae Gak, viajando a menudo por los Estados Unidos, India, Taiwán, Malasia y Costa Rica en su búsqueda para experimentar la verdad.

¿CUÁLES SON TUS CREENCIAS ESPIRITUALES? **¿Están agrupados como un sistema de creencias reconocido de algún tipo?**

No. No tengo un sistema de creencias. Me relaciono más estrechamente con la "sabiduría loca" del Zen. Yo llamo a mi práctica de meditación "la no meditación". Para mí, la verdadera religión es como un pastel de queso. Y las diversas religiones son como los ingredientes del pastel. Pero no importa cuál sea el aderezo, cuando muerdes en el centro, sabe a pastel de queso.

¿Cuánto tiempo has estado practicando la meditación?

Aprendí zazen de Gesshin Myoko en 1977 o 1978 y, durante los siguientes tres años, practiqué a diario durante semanas. También vacilaría durante semanas hasta 1987. Desde entonces, practico zazen a diario. También he experimentado con más de 130 tipos diferentes de prácticas de meditación "formales". Como todas producen el mismo resultado, siempre vuelvo al zazen.

¿Qué te hizo seguir meditando después de la experiencia de 1978?

Mi ego no me dejaba renunciar. En ese momento, quería ser iluminado por todas las razones "equivocadas". Lo que obtuve en lugar de esa iluminación fue "nada" más que paz y muchas risas.

Dime cuál es tu definición de meditación, solo la tuya. (No hagas trampa)

La palabra "meditación" está tan cargada de ideas preconcebidas que rara vez la uso. Si tuviera que definirla, me gustaría decir esto: La meditación no es otra cosa que permanecer sentado y dar un buen vistazo de cómo funciona la mente. En silencio, sin la distracción del movimiento corporal, resulta más y más fácil ver cómo surgen las emociones, los deseos y la ignorancia. Solo un vistazo a la naturaleza de la mente revela que ésta es un fenómeno condicionado que opera en una serie de bucles repetitivos independientemente de si tu verdadera naturaleza está mirando o no. Tu verdadera naturaleza no puede controlar estos pensamientos ni estos pensamientos pueden controlar tu verdadera naturaleza. Así, estos pensamientos se disuelven sin atención y la vida puede cambiar por completo. Los pensamientos son caóticos, pero el espacio en el que ocurren es alegría y paz imperturbables. Así es como es. Todo se da vuelta. Lo que alguna vez se interpretó como un dolor psicológico insoportable puede volverse bastante hermoso cuando se le permite moverse completamente dentro de este espacio.

Describe tu práctica de meditación. ¿Te enfocas en un pensamiento o imagen, o simplemente no piensas en absoluto?

Solo me quedo quieto. Es la práctica de permitir lo que es ... sea bello o no, sea feliz o no.

¿Hay un proceso de aprendizaje para la meditación?

No en el sentido de que adquieres algo. Mi punto de vista es que se trata más de dejar ir las muchas concepciones a las que somos adictos en lugar de adquirir alguna habilidad especial. Simultáneamente, también es un proceso de aprendizaje en el que aprendemos a confiar en lo que es y a dejar de lado cualquier apego a la idea de que cualquier persona, lugar o cosa podría ser permanente. Cuando la mente está quieta, se hace innegablemente claro que nuestra razón de ser es fluida y se mueve. No es algo concreto o sólido. Creo que ese es el significado de Jesús caminando sobre el agua. Fue una demostración de la naturaleza fluida de nuestro ser.

¿Alguna vez has experimentado una sanación a través de la meditación, corporal o de otro tipo? ¿Puedes contarme acerca de eso?

Sí. He sido sanado de mucho drama. Un día decidí leer la Biblia. Cuando llegué a los diez mandamientos, me di cuenta de que no los había desobedecido en mucho tiempo, pero no porque me hubiera despertado y convertido en un santo. Fue porque el drama no valió el placer momentáneo.

Para mí, es como si el futuro y el presente fueran lo mismo. Ocurren simultáneamente para mí. Esto es cierto para todas las cosas, incluida la prosperidad financiera. Debido a esta convicción, experimento las consecuencias de mis acciones en el Ahora.

Mi futuro es real Lo único que falta es el tiempo.

¿Con qué frecuencia se siente bien la meditación en el momento? ¿Con qué frecuencia tienes ganas de levantarse de la silla?

Es muy raro que experimente ambos sentimientos durante la meditación. Para mí, toda la práctica consiste en no superponer ningún juicio de valor sobre lo que es.

¿Qué pasa cuando estás deprimido o enojado o de mal humor? ¿La meditación todavía te ayuda a sentirte mejor? ¿Con qué frecuencia te ayuda a salir de tu rutina? ¿Con qué frecuencia no lo hace?

La depresión, la ira y el mal humor son sensaciones válidas en mi libro. Tengo la sensación de que todos los maestros iluminados tienen estas experiencias en el plano físico. La diferencia está en su impermanencia.

Cuando un maestro iluminado se enoja, es como cuando un perro le ladra al cartero. Tan pronto como el cartero dobla la esquina, el perro vuelve inmediatamente a masticar su hueso sin pensarlo dos veces.

Desde mi perspectiva, las llamadas experiencias negativas deberían ser bienvenidas como viejos amigos. Necesitamos cuidar muy bien estas sensaciones como si fueran niños pequeños y experimentarlas completamente sin resistencia. Entonces estas sensaciones físicas se disuelven por sí mismas, aparentemente sin ningún esfuerzo nuestro. Pero tenemos que aprender a sentarnos con ellas, cualesquiera que sean "ellas".

A veces hablamos de la meditación como si fuera una experiencia similar para todos. Y ahora sabemos que las mismas regiones de nuestro cerebro se activan sin importar qué práctica usemos. ¿Qué piensas: qué tan cerca está lo que una persona llama estar "en contacto con Dios" a la experiencia del sentimiento que otra tiene de un mero "descanso y relajación"?

Bueno, creo que estos son probablemente solo dos delirios irrelevantes. Una vez tuve una visión muy real de Buda. Estaba muy emocionado y no podía esperar para contarle a Gesshin Myoko. Ella escuchó con mucha atención y se rio un poco. Cuando terminé de contar mi historia, ella me miró directamente a los ojos y con profunda sinceridad y con una inquietud un poco triste dijo: "No te preocupes. Eso probablemente que nunca vuelva a suceder". Luego se echó a reír.

Yo estaba tan molesto. Pensé con seguridad que tener una visión de Buda significaba que estaba totalmente iluminado.

¿Qué es lo mejor de la meditación para ti?

Esto va a sonar extraño. Es la disciplina. Hay beneficios de hacer al menos una cosa "formal" para uno mismo a diario que son inefables.

¿Cuál es tu objetivo final en la vida?

Mi objetivo final en la vida es disfrutar del tiempo libre con las personas que amo. Así que muestro riqueza y éxito en términos de tiempo libre en lugar de dinero o posesiones.

¿Cuál es el objetivo de tu práctica de meditación?

Esa es fácil. No hay objetivo. Yo lo llamo la no meditación. No hay nada que ganar, pero hay algo que perder. La sensación de miedo, por ejemplo, ha desaparecido por completo de mi cuerpo. Pero ese no era un objetivo. Fue un efecto secundario. Entonces, cuando me siento, no tengo expectativas. Para mí, la meditación no es más que la disciplina diaria de saber que hice algo bueno por mí mismo. La meditación es simplemente un proceso de aprovechar y prestar atención a "lo que es" y experimentar la sensación más sutil de "lo que es" de lo que es capaz el cuerpo humano en este momento particular. Y a veces "lo que es" no es particularmente agradable. Pero eso es irrelevante. Lo importante es simplemente sentarse con ello. En muchos sentidos, la meditación es más como regresar al cuerpo después de haber tenido un largo día soñando con otro lugar.

¿Por qué no medita más gente?

Sin algún tipo de práctica disciplinada, las personas no pueden soportar presenciar lo que su mente realmente está pensando y haciendo. Está fuera de control. La persona promedio encuentra la falta de control muy irritante.

Curiosamente, la disciplina no tiene que ser la meditación. Podría ser danza, aikido, tai chi, yoga, béisbol ... casi cualquier cosa. Sin embargo, *uno tiene que encontrar y practicar su única cosa*. Después de unos cinco años, todo lo demás parece encajar sin ningún esfuerzo propio. Se necesitan alrededor de cinco semanas de meditación sentada todos los días durante veinte minutos al día para comenzar a ver el comienzo de cambios profundos en la actitud y la perspectiva de la vida.

¿Cuál es la experiencia más extraña que has tenido con lo Divino o lo Inexplicable?

He tenido muchos, todos completamente diferentes pero de alguna manera todos iguales. Un denominador común es que en el momento en que estaba experimentando lo "divino" o "inexplicable" parecían completamente normales. No noté nada especial hasta que terminó la experiencia. Era completamente incapaz de formar ningún tipo de juicio reflexivo porque "lo que es" tenía mi conciencia indivisa.

Un ejemplo: estaba sentado en una playa en Costa Rica. Detrás de mí había una infinidad de bosque. Las olas chapaleaban suavemente. De repente, se me ocurrió la idea: "Dios, ¿No he hecho todo lo que pediste durante doce años? ¿Por qué no me dejas repetir la dicha de mi primera experiencia espiritual? Contaba con la gracia de Dios, pero no pasó nada.

Algo decepcionado pero también resignado, lo acepté, me puse de pie y comencé a caminar. Miré mi reloj para ver cuántos minutos de meditación había "depositado" en mi cofre de guerra espiritual. (¿Estás escuchando la sutil arrogancia en todo esto?) Fue entonces cuando noté que mi reloj se había detenido.

Comencé a caminar hacia el bosque. Mientras lo hacía, descubrí que podía escuchar diferentes criaturas y ubicarlas milagrosamente en el espacio. No solo aumentó mi sentido del oído, sino que vi más de los habituales ocho o diez tonos de verde. Sentí que podía ver literalmente miles de diferentes tonos de verde para que el camuflaje definitivo de los insectos y animales ya no fuera efectivo. Pude ver fácilmente todo desnudo donde estaba parado. Pero todo parecía perfectamente normal. Todo era solo ser en sí mismo.

En ese viaje les estaba mostrando Costa Rica a mi tía y tío. Esta experiencia de mayor conciencia duró otras tres semanas. Tuvimos conversaciones que eran típicas pero de alguna manera profundamente íntimas. Todo simplemente fluyó. Mi tío, que es un hombre hecho a sí mismo y un poco grosero, fue abrumadoramente gentil y amable conmigo y con mi tía. Era como si se sintiera escuchado por primera vez, si eso tiene algún sentido. Todo tenía una sensación espontánea pero llena de propósito. Incluso las rocas se sintieron vivas. Los árboles estaban arbolando, las olas ondeaban, las rocas se mecían y así sucesivamente.

Entonces, sucedió. Nos dirigíamos de regreso a casa. Primero condujimos por el camino de arena de la playa. Luego condujimos por el camino de grava lleno de baches. Luego golpeamos el pavimento. Luego cruzamos la bahía en un ferry por dos horas y media. Luego nos detuvimos en la primera luz. Nada aún. Todavía estaba en la "dicha del flujo". Luego llegamos a la segunda luz. Mientras lo esperaba, de repente se me ocurrió que soy dueño de un negocio y que tenía cosas importantes que hacer cuando llegara a casa. Esa fue mi primera reflexión, aunque involucraba la percepción del tiempo futuro e inmediatamente sentí que entraba en mi cuerpo. Era la sensación física del miedo. Casi inmediatamente me di cuenta de que había estado en la Zona Zen durante las últimas tres semanas y me sorprendió. Fue mi primer pensamiento del pasado. De repente había dejado lo eterno y estaba de vuelta en la tiranía del tiempo. Estaba "recargado" con las tontas preocupaciones del ego.

Lo creas o no, casi exactamente un año después estaba sentado en esa misma playa cuando mi vigilancia se detuvo nuevamente, y nuevamente me sentí feliz. Como antes, no reconocí que había estado en él, hasta que finalizó con la idea de "Soy importante".

JULIO: EL AMOR -CUALQUIER AMOR- ES MEDITACIÓN

EL MES PASADO, CONOCÍ A UN ÁNGEL. SUCEDIÓ EN UNA DE LAS FORMAS en que suceden frecuentemente estas cosas, esto es: Lo empujé fuera de mi cuerpo.

Su nombre es Jack, y es mucho más lindo que un botón. Tiene esa cara de mono recién nacido clásico, con arrugas debajo de los ojos y una sobremordida, y una pequeña barbilla sobre una segunda más grande. Cuando nació, no lloró de inmediato; en cambio, solo me miró confundido. Le dije una y otra vez cuánto lo amaba, lo buena que sería su vida. Entonces la enfermera dijo que algo no estaba bien y se lo llevó.

Yo debería haber sabido; se suponía que debía llorar.

Cuando el bebé llegó a la UCIN, expulsé la placenta, David y Xavier esperando afuera. Varias horas después, me instalé en mi nueva cama, preguntándome cuándo volvería a ver a Jack.

"Me dijeron que me avisarían cuando se hicieran las pruebas, pero no he escuchado nada", le dije a David. "Voy a ir allí".

Me levanté de la cama y le pregunté a la primera enfermera que vi dónde estaba ubicada la UCIN. Entonces, me escapé.

"¿Puedo ver a Jack?" Le pregunté a la primera enfermera que vi, una mujer delgada y de labios apretados que me recordaba a una maestra de escuela pasada de moda.

"¿Eres la madre?" Preguntó, mirándome con recelo. Le dije que sí, y ella me llevó a su habitación.

"Él acaba de terminar", dijo mientras nos acercamos a su cama, donde él dormía tranquilamente.

Le pregunté si podía cargarlo, y la enfermera me dijo que sí, así que me acomodé en la silla. Entonces comencé a amamantar.

Una hora después, todavía estaba allí, y la enfermera comenzó a lanzarme miradas extrañas.

"¿Quieres volver a tu habitación y descansar un poco?" preguntó ella, sonando molesta.

Cuando dije que no, ella recurrió a ignorarme, cumpliendo con sus deberes de una manera cortante.

Eventualmente, regresé a la sala de maternidad al siguiente edificio, dormí durante una hora y media, luego tomé el desayuno y regresé. Para entonces, la maestra había sido reemplazada por la abuela, y con ella mi presencia fue bienvenida. Ella me dio consejo. Ella me trajo jugo. Parecía apreciar que estaba allí.

La noticia sobre el bebé era tranquilizadora, y tenían razón; resultó estar perfectamente bien. Sin embargo, pasamos cuatro días en esa UCIN, y la experiencia fue interesante por una razón. La habitación no cambió. La rutina no cambió. Pero cada diez horas, las enfermeras lo hacían.

Después de la maestra de escuela y la abuela, nos encontramos con la profesional, la mejor amiga, la erudita y la hermana mayor. Luego la técnico, la tía fría y la jefa. Algunas de ellas vinieron varias veces.

Cada una de ellas trajo una energía diferente a la misma habitación, las mismas pocas tareas de rutina.

Después de los primeros días de esto, me di cuenta: Cada una de ellas me afectó de alguna manera. Cada vez que cambiaban de turno, mi humor también cambiaba. *¿Afecto tanto a otras personas?* Me preguntaba.

Claro, acabo de dar a luz y estaba un poco hormonal. Pero creo que la respuesta es sí. La gente-incluso los extraños- sienten lo que tú estás pensando, te importe o no. La forma en que nos sentimos acerca de ellos, interactuar con ellos, es importante.

Yo no sé cuándo el estado de meditación vino sobre mí de nuevo - cómo exactamente me aferré a la estrella de invencibilidad. Puede haber sido mientras estaba amamantando a Jack o Xavier, o mientras le sonreía con los ojos cansados a mi esposo, o podría haber sido algo que no recuerdo. Pero sí sé la razón por la que sucedió. Estaba enviando energía de amor a las personas a mi alrededor, preocupándome por ellos. Muy a menudo el nuevo bebé, pero por otros también. Cuando me di cuenta de lo que estaba sintiendo, llegó otra comprensión: El amor, cualquier amor, es meditación.

Todavía siento la meditación. Durante las últimas cinco semanas, ha sido mi compañera, el hermano gemelo del pequeño Jack en mi pecho. Como decidí hacer a principios de año, Estoy haciendo todo lo posible para aferrarme a eso: Hacer más ejercicio, tomar más descansos, más siestas. Me estoy cuidando física y emocionalmente, y también está ayudando mi vida espiritual.

Quizás finalmente haya progresado.

———

ENTONCES, el amor es meditación y meditación, amor, pero no es así como lo definimos habitualmente. Para mi lectura de este mes, elegí libros estrictamente sobre los conceptos básicos de la meditación, y de ellos obtuve una idea importante.

Aprendí que lo estoy haciendo bien.

Andrew Newberg es un destacado investigador de la relación entre neurociencia y espiritualidad. Además de su trabajo como médico y profesor, es un autor consumado, con varios libros y cursos sobre el tema que él llama "neuro teología". Mediante el uso de escáneres cerebrales, ha visto y cuantificado los efectos de la meditación y la oración en varias partes del cerebro y, curiosamente, no importa qué técnica utilicen sus sujetos, los resultados son algo similares. Las monjas Católicas que usan la llamada oración centradora y los meditadores Tibetanos del Budismo muestran una actividad muy reducida en el lóbulo parietal, el área del cerebro responsable de la conciencia del espacio y el tiempo, y una mayor actividad en la amígdala y el hipocampo.

Cuando leí esto, suspiré aliviada. Yo no tengo que saber nada acerca de los chakras, o concentrarme en la respiración, o tratar de parar de pensar. Yo no tengo que usar las técnicas que otras personas juran que funcionan para ellos, pero nunca parecen funcionar para mí.

Sin embargo puedo meditar, maldita sea, por favor.

Porque resulta que la meditación es un concepto realmente difícil de precisar. Si bien hay muchas similitudes en las definiciones que leí este mes, existen diferencias sutiles pero importantes.

Aquí, algunas definiciones de los libros que parecen representar la opinión principal:

- "La meditación es una disciplina que permite a una persona ser más consciente del campo total de experiencia". - *Meditación: Explorando una Gran Práctica Espiritual,* Richard Chilson
- "La meditación no es otra cosa que una técnica de relajación con varios propósitos más grandes". Andrew Weil

- "La meditación es el arte o la técnica de calmar la mente para que se calme la charla interminable que normalmente llena nuestra conciencia. En la quietud de la mente silenciosa, el meditador comienza a convertirse en un observador, para alcanzar un nivel de desapego y, finalmente, para darse cuenta de un estado superior de conciencia ". - *Meditación: Lograr la Paz Interior y la Tranquilidad en tu Vida,* Brian Weiss

Impreciso, mucho? Ya me lo imaginaba. Es por eso que aprecié *Meditación: Cómo Reducir el Estrés, Ponerse Saludable y Encontrar tu Felicidad en Solo 15 Minutos al Día* por Rachel Rofe . En lugar de describir una sola técnica en profundidad, como lo hacen la mayoría de los textos de meditación, dio una vista más clara y de mayor nivel. Incluso incluyó algo que he estado buscando todo el año: una taxonomía integral de la meditación.

Las prácticas de meditación se pueden dividir en tres categorías principales, detalla Rofe:

• Meditación de concentración (también llamada meditación estructurada);

• Meditación de atención plena (también llamada meditación no estructurada); y

• Meditación trascendental (algo completamente distinto).

La meditación de concentración es cuando te enfocas en una cosa, suavemente volviendo a la conciencia una y otra vez: Un sonido, un objeto visual, una actividad (como caminar), un canto, un concepto, un mantra, un sentimiento (como la energía que fluye a través de tu cuerpo), una emoción (como el amor), una visualización o tu respiración.

La meditación de atención plena es prestar atención a tus acciones y pensamientos (es decir, estar en el momento). Esto incluye meditación de escaneo corporal, meditación escrita, meditación caminando, meditación comiendo, meditación chakra, meditación Zen (viviendo en el ahora).

La Meditación Trascendental (MT) es una conciencia tranquila y sin esfuerzo. No hay necesidad de seguir tus pensamientos; en cambio, simplemente los dejas fluir mientras mantienes una mentalidad de paz y descanso.

Tal vez algún día voy a encontrar una técnica de meditación que me guste mejor que cualquiera que he probado hasta ahora, incluyendo lo que me gusta tanto ahora. Hasta entonces, tengo la seguridad de que si Andrew Newberg escaneara mi cerebro, probaría que lo que estoy haciendo funciona. Mi tipo de meditación incluso tiene una categoría: meditación energética.

Soy una verdadera meditadora después de todo.

ENTREVISTA DE MEDITACIÓN # 4: El Artista

DURANTE VEINTE AÑOS, **Evan Griffith** *y su esposa han tenido y operado una considerable galería de arte en el condado de Palm Beach, Florida. Evan es el artista consumado: Pensamiento profundo, intenso, altamente excitable y la cantidad justa de locura. Autor de dos libros, entre ellos* Arde, Bebé, Arde: Enciende el Espíritu Creativo Interno, *también es un escritor talentoso. Su blog,* Notas para los Creadores, *es una exploración apasionada de la intersección de la creatividad y la divinidad. Aquí están sus respuestas a mis preguntas.*

¿Cuánto tiempo has estado practicando la meditación? ¿Cómo fue tu primera experiencia de meditación?

En mi adolescencia en los años 70, mi madre Cristiana, muy conservadora pero buscadora, me llevó a una clase de yoga que terminó con meditación. Más tarde, en la escuela secundaria y la universidad, experimenté esporádicamente con la meditación. En mi último año me enamoré tanto de las posibilidades que creé un curso de estudio independiente en Potencial Humano con un amigo, aprobado por la universidad, que se centró en gran medida en explorar diferentes tipos de meditación, yoga, imágenes guiadas, afirmaciones, libros de Nuevos Pensamientos, sueños experimentales y más. Ahora suena tan normal, pero se sintió audaz en ese momento, hace poco menos de cuatro décadas.

La primera meditación más memorable que recuerdo fue con una vela, simplemente enfocándome en la llama parpadeante. Estábamos drogados, así que realmente no cuenta. Pero me intrigó lo suficiente como para querer probarlo en un estado mental normal. Una vez que lo hice, las sustancias que alteraron la mente perdieron por completo su atractivo. Para mí, era la diferencia entre una descuidada fiesta de cerveza y enamorarse. Profundo, *amor,* de toda la vida.

¿Qué te hizo seguir meditando?

Desde mis primeros intentos de meditación en la universidad, lo tomé de inmediato. Incluso mientras experimentaba con diferentes formas de meditación, me sentí profundamente en casa en el proceso. A partir de entonces, la meditación fue parte de mi vida, aunque no desarrollé un proceso de meditación cotidiano hasta muchos años después, después de una intensa experiencia espiritual.

¿Qué es la meditación para ti?

La quietud de un solo punto. Más específicamente: Un cambio envolvente provocado por la atención de un solo punto en silencio silencioso. Empiezas contigo y con tu pequeña mente en silencio y enfocada, y cuando te va bien, saltas a través de un portal de felicidad cósmica.

Describe para mí tu práctica de meditación. ¿Te enfocas en un pensamiento o imagen, o simplemente no piensas en absoluto?

Mi práctica favorita es lo que llamo "zazen de amor". En zazen te sientas cómoda y atentamente. A medida que surgen los pensamientos, los observas y luego los dejas ir.

Mi método es similar: Primero, te sientas tranquila y cómodamente, generando un sentimiento de amor o aprecio en ti mismo. Esto se vuelve bastante fácil una vez que te acostumbras. Sin embargo, si tienes dificultades, evoca a alguien que adores. O algo que disfrutas haciendo. O un lugar favorito, un recuerdo preciado, o una experiencia cargada de afecto. Concéntrate en esa persona o experiencia hasta que te sientas bañado en aprecio o amor. Luego concéntrate en la sensación y suelta la imagen que la provocó.

Luego, comienza a observar tus pensamientos. Uno por uno, obsérvalos, luego llénalos conscientemente con el amor que sientes. A menudo surgen pensamientos sobre cosas por las que estás muy agradecido. Ámalos y aprécialos. Si surge un pensamiento sobre alguna dificultad en tu vida, deja que su sensación de aprecio amoroso te rodee también. Encuentra algo para apreciar sobre esa dificultad. ¡Aprecia muchísimo! Al hacer esto, todo lo que surja en tus pensamientos se susurrará, y te quedarás solo con la sensación de aprecio amoroso.

Juro por las lunas de Júpiter que he resuelto más problemas de esta manera que por cualquier otro método. Si extraño un día de esta práctica, lo extraño de la manera en que extrañas a una persona; En realidad estoy triste por eso.

Otra de mis meditaciones favoritas es la de escuchar, simplemente sentarse cómodamente y escuchar. Te vuelves atento a los sonidos que te rodean, así como a los sonidos y sentimientos dentro de ti. Si estás en la naturaleza, es posible que escuches a un hermano, pájaros, un perro ladrando, ardillas deslizándose a lo largo de las ramas de los árboles, el viento levantando y muriendo, soplando a través y alrededor de lo que te rodea. Si se encuentras en un entorno más urbano, escuchará automóviles y personas y fragmentos de conversaciones. Tú escuchas las sirenas o música o puertas o crujidos. He practicado esto en la ciudad de Nueva York en la novena avenida con martillos neumáticos va-que todavía funciona. Después de un tiempo, comenzarás a escuchar el latido de tu corazón y el flujo de sangre a través de partes de tu cuerpo. Un poco más y te lo juro por Dios que todos los sonidos están siendo orquestados juntos. Comienzas a sentirte parte de un gran movimiento sinfónico que se está reproduciendo a través de todos los elementos de la Tierra.

¿Hay un proceso de aprendizaje para la meditación?

¡Si! Se trata principalmente de aprender a relajarse en el proceso. Y aprender que sentarse en silencio durante cinco o veinte minutos, sea cual sea tu compromiso, es meditación. Independientemente del resultado. Muchas personas piensan que lo están haciendo mal ... no lo están. Sentarse suavemente erguido, calmarse, reducir la respiración, concentrarse en el método que ha elegido es todo lo que es. Incluso cuando te sientes desenfocado la mayor parte del tiempo. Con la práctica, las pausas entre chispas mentales se vuelven más largas, más sensuales. Empiezas a sentir el espacio entre tus pensamientos ... y es voluptuoso. Eufórico incluso. A su tiempo, esa amplitud envuelve incluso tus pensamientos. Es una saturación amorosa que llega a impregnar la totalidad de tu ser. Alma, mente, cuerpo, el mundo externo ... todos se funden en ese amoroso y saturado vacío. Utilizo el término vacío porque ese espacio está desprovisto de marcadores. Es una ausencia total de todas las cosas que normalmente asociamos con la existencia. Y sin embargo, el vacío no le hace justicia. Porque también es denso con la energía vital.

¿Qué le puedes decir a un nuevo meditador para que lo ayudes en la primera parte del proceso de aprendizaje?

Les diría que se lo tomen con calma. ¡Darle vueltas es meditación!

Elige el método que te parezca natural y ve por él. Quince minutos de investigación en Internet revelarán al menos quince métodos diferentes. No hay una forma incorrecta de evolucionar en tu práctica de meditación. Prueba tantos métodos como necesites. Volverás a uno o dos favoritos. Esa es tu señal. Explora los que más te intriguen.

¿Alguna vez has experimentado una sanación a través de la meditación, corporal o de otro tipo? ¿Me puedes contar al respecto?

He experimentado muchas sanaciones que asocio con la meditación: Corporal, financiera, creativa, relacionalmente. Incluso le doy crédito por ayudarme a encontrar a mi compañera de vida.

La primera vez que me di cuenta de que la meditación podía usarse para la sanación fue mientras leía una revista. Creo que era una revista de yoga, o la revista de Oprah, algo con una inclinación espiritual genial. Hubo un breve artículo sobre cómo los meditadores podrían detener los dolores de cabeza.

Inmediatamente, me senté un poco más erguido.

Soy un meditador! Pensé. *¿Por qué no puedo hacer esto?*

Decidí probar su proceso simple: Después de mi primer indicio de que estaba llegando un dolor de cabeza, detuve todo y me metí en un espacio meditativo. Después de profundizar en mi meditación, llevé mi consciencia consciente al punto de dolor, en lugar de alejarme de él. Luego visualicé conductos y tuberías que atraviesan el área del dolor con la presión acumulada en ellos. Entonces me imaginé girando una válvula para liberar la presión del gas, liberando la tensión, liberando el dolor.

La primera vez que probé esto, ¡funcionó! Tal vez solo un mes o dos para experimentar con este juego, nunca más tuve dolor de cabeza.

Técnicas como estas son contraintuitivas. Siempre nos estamos encogiendo de dolor. Inconscientemente nos tensamos alrededor de los puntos de dolor, en un intento de bloquearlos. Pero los meditadores, personas con suficiente práctica que acceden a ese profundo estado de conciencia donde la realidad se desarrolla fluidamente dentro del cuerpo-mente, pueden transformar el dolor con su enfoque.

A propósito, he descrito este proceso a varias personas a lo largo de los años. Nunca lo he visto funcionar para un no meditador.

Con respecto a otros tipos de sanación corporal, hace años me instalé en un patrón simple cada vez que sentía algún tipo de angustia: en la primera oportunidad me dejaba caer en la meditación y bañaba el área con amor y sanación. Luego, esa noche, antes de quedarme dormido, sentado en la cama, me ponía a meditar nuevamente. Al final de mi práctica habitual de meditación, imaginaba la sanación ... y luego avanzaba rápidamente hasta la mañana. Me veía despertando y sintiéndome maravilloso, asombroso, casi olvidando que incluso tenía un problema. Entonces me veía a mí mismo recordando el problema y sonriendo, pensando para mí mismo, *ah, sí, se ha ido. Me encanta ese proceso. Me encanta cómo funcionan las cosas tan bien cuando pongo la intención profundamente.*

Con esto, me acostaba y me dormía.

Este proceso ha funcionado increíblemente bien para mí, hasta el punto en que puedo pasar años sin enfermarme. Solo cuando me enorgullezco al respecto y no profundizo tan profundamente en mi visualización, parece que tengo problemas.

A veces hablamos de la meditación como si fuera una experiencia similar para todos. Y ahora sabemos que las mismas regiones de nuestro cerebro se activan sin importar qué práctica usemos. ¿Qué piensas: qué tan cerca está lo que una persona llama estar "en contacto con Dios" a la experiencia sentimental que otra tiene de un mero "descanso y relajación"?

Es como el sexo. Hay algo en común. Pero dentro de esa comunidad hay una experiencia muy diversa, desde la memoria hasta el éxtasis.

La creencia importa, incluso en la meditación.

La intención y la expectativa enmarcan intensamente el momento meditativo. Una vez que creí que era posible, lo pedí y luego me puse a meditar permitiendo una conexión espiritual profunda, eso es lo que obtuve. Dios mío, siempre fue alucinante. Incluso ahora, a veces parece que mis circuitos neuronales están sobrecargados, de la mejor manera. Como si mi propio cableado se volviera a conectar a algo mejor.

¿Tienes un recuerdo particularmente afectuoso de una experiencia de meditación?

Aquí hay una experiencia divertida que sucedió con mi amigo Gil, que estaba en el curso de estudio independiente conmigo. En un libro que leímos por el canalizador Jane Roberts y la entidad espiritual Seth, leímos que, en algunos casos, alguien se expande demasiado rápido en la conciencia y luego desaparece de la existencia. Es como si su cuerpo no estuviera equipado para manejar el repentino aumento de energía.

Esto se convirtió en una broma para nosotros. Como en "Cuidado, siento el ambiente de meditación esta noche; podría evaporarme en cualquier momento".

Una noche, los dos decidimos bajar al lago, sentarnos en una berma y meditar.

Esa noche fue infernalmente ventosa. En Florida tenemos estas tormentas intensas, y este fue el precursor de una tormenta particularmente intensa. Todavía no llovía, solo viento que azotaba ramas y árboles. Nos acomodamos para meditar, pero después de un rato me puse inquieto, muy inquieto. Simplemente se sentía raro, inquietante. Estábamos en el campo oscuro, uno al lado del otro, a unos metros el uno del otro. El viento se había levantado aún más. No tenía tanto miedo como presentimiento, como si algo terrible estuviera a punto de suceder.

Abrí los ojos y miré a Gil. Solo podía ver su silueta, pero parecía estar profundamente inmerso en su meditación. Sin querer molestarlo, silenciosamente me levanté y regresé. Mi novia estaba en mi dormitorio y me di cuenta de lo aliviado que estaba de que ella hubiera aparecido -estaba tan inquieto.

Tal vez cinco o diez minutos después, Gil entra irrumpiendo en mi habitación, abriendo la puerta con tanta violencia que casi la destruye.

"Guau, Gil, ¿Qué pasa?" los dos nos exaltamos. Tan pronto como Gil pudo recuperar el aliento, resopló: "¡Jesús, pensé que te habías evaporado!"

¿Con qué frecuencia se siente bien la meditación en el momento? ¿Con qué frecuencia tienes ganas de levantarte de la silla?

Siempre se siente bien para mí. Caigo muy rápido en el momento meditativo. Casi nunca me encuentro con ganas de parar pronto, pero ciertamente me permitiría hacerlo si tuviera dificultades.

No configuro un temporizador ni tengo ningún tipo de aviso que finalice una sesión de meditación. Simplemente me detengo cuando se siente bien. En consecuencia, una meditación puede durar desde unos pocos minutos hasta veinte, treinta o incluso cuarenta minutos. La mayoría de mis meditaciones nocturnas probablemente duran entre doce y veinte minutos.

Durante el día, es probable que me dedique a meditaciones muy breves de tipo visualización para pre sugerir cómo me gustaría que se desarrollara una experiencia inminente (una reunión, una negociación, una conversación, una actividad) o pedir orientación. o una solución a un problema. A veces podría estar alejándome de la meditación y adentrándome más en preguntar. Supongo que podrías llamarlo oración. Pero lo veo todo como parte de un continuo, así que rara vez hago ese tipo de distinciones en mi propia mente.

¿Qué pasa cuando estás deprimido o enojado o en un mal estado de ánimo? ¿La meditación todavía te ayuda a sentirte mejor? ¿Con qué frecuencia te ayuda a salir de tu rutina? ¿Con qué frecuencia no lo hace?

Alguna forma de momento meditativo, contemplativo o de visión es mi método de referencia para cualquier tipo de estrés. Así como todas las alegrías, triunfos y satisfacciones. No hay nada en mi vida que no tome en mi práctica del silencio. Es tan útil.

Cuanto más me llevo al silencio, más fácil se desarrolla la vida. Es así de simple.

Es un proceso tan efectivo para las turbulencias que se me presentan, que casi no conozco otra forma de lidiar con los problemas. Lo digo con gran respeto por la importancia del ejercicio, el sueño, la nutrición, la expresión y las relaciones amorosas como otros pilares de una vida bien vivida.

También me atrae poder escribir meditaciones. De hecho, muchos días a la semana escribo una página de visión por las mañanas. También practico meditación en movimiento, más comúnmente caminando. Mientras conduzco, a menudo digo afirmaciones en voz alta.

¿Qué es lo mejor de la meditación para ti?

Que está tan entretejida con el "resto de mi vida" que puedo llevarla a donde quiera que vaya.

¿Cuáles son tus creencias espirituales? ¿Están agrupados como un sistema de creencias reconocido de algún tipo?

Extraigo de muchas fuentes, orientales y occidentales, contemporáneas y tradicionales. Aunque mis creencias se alinean más con la espiritualidad del Nuevo Pensamiento, estoy abierto a la sabiduría de una amplia gama de paradigmas. Mi madre y mi hermano son Cristianos tradicionales y me encanta hablar con ellos sobre sus experiencias. Pero también incorporo una especie de Hinduismo, Budismo y Taoísmo. Me atraen especialmente las voces espirituales contemporáneas de los últimos cien años, incluido el material canalizado. El dúo de Abraham y Esther Hicks es uno de mis favoritos en esa área.

No hay un problema en mi vida que no resuelva primero a través de un marco de referencia meditativo-espiritual.

Para tratar de decirlo de manera sucinta, así es como veo la realidad:

- Esta esfera es un patio de recreo de la creación.
- Es maleable, aunque como con cualquier juego, existen pautas poderosas.
- Venimos aquí para perfeccionar nuestro poder de creación ... y para desempeñarnos de cualquier manera que nos resulte más convincente.
- Elegimos estar aquí.
- Somos almas dentro de almas dentro de almas dentro del Alma Suprema.
- En la realidad mayor todo es permeable; todos finalmente nos superponemos en tanta conciencia.
- Vivimos muchas vidas, en muchas dimensiones, yendo de aventura en aventura.
- La vida es eterna y busca la alegría.
- Somos seres orientados al crecimiento.
- Nuestras almas mentales moldean nuestras experiencias, incluidos los eventos y las personas que entran en nuestras vidas, y es nuestra tarea aprender la mejor manera de hacerlo.
- Amor, generosidad, creatividad, exploración, aprecio, entusiasmo, amabilidad, compasión ... cuando vivimos estas cualidades más elevadas, tenemos el mayor bienestar.
- Dar es recibir (y recibir permite que otros den).
- La realidad última está más allá de mi comprensión; aun así, puedo crecer cada vez más en sintonía con el Misterio Divino en el corazón de toda la creación.

AGOSTO: VADEAR Y SALPICAR

INCLUSO ANTES DE VER EL LETRERO, SABÍA QUE ERA EL LUGAR CORRECTO: una obvia mezquita, con varias cúpulas doradas prominentes. Dentro de las grandes puertas dobles, el espacio era formal y encantador, con una recepcionista amigable para mantener a todos a tiempo.

Me presenté y pregunté sobre la clase de meditación de la mañana, luego examiné la ordenada librería por un tiempo. Estaba lista para mi próxima aventura de meditación, y estaba temprano.

Pasaron diez minutos, luego quince. Xavier esperaba pacientemente en mi pecho. Después de tomar un folleto para un jardín cooperativo local, encontramos un baño inmaculado para cambiarle el pañal. Luego esperamos en un banco de madera al lado de una caja de donación y me pregunté si estaba bien que él estuviera allí. Tal vez fue la belleza del edificio, la atención al detalle por todas partes, pero tenía la sensación de que él no encajaría allí. Yo tenía razón.

Desde la escalera, una procesión: Delgadas y sonrientes mujeres caucásicas con colchonetas de yoga y charlando alegremente sobre sus mañanas. Después de que la línea disminuyó, la recepcionista me hizo un gesto con la cabeza y tomé mi turno en las escaleras. La risa desapareció detrás de mí, llegué a mi destino y no me decepcionó. A la altura del edificio había una habitación individual, grande y con forma de cúpula, el lugar perfecto para una clase de meditación.

Después de quitarme los zapatos, entré, admirando la decoración clásica. Una mujer de aspecto desnutrido estaba colocando sillas, y yo elegí una hacia la parte de atrás. Cuando puse al bebé y algunos juguetes en el piso junto a mí, la mujer me lanzó una mirada deliberada. Sin palabras, solo un "Te veo" y un descifrable levantamiento de su barbilla.

Después de estudiar sus alrededores con expectación, Xavier seleccionó un juguete y comenzó a sentirlos con la boca. Sus ojos se movían de persona a persona mientras evaluaba cuidadosamente su confiabilidad. Como ninguno de ellos habló, no tenía mucho para seguir.

El desafío debe haber sido adecuado para él, aunque, su comportamiento estudioso se mantuvo hasta después de la melodía de piano de apertura. Luego, con una nota particularmente larga o dos, la pieza terminó, y después de eso, el único sonido fue el bebé.

A medida que aparecían los arrebatos, estos fueron bastante benignos. Xavier puso un poco de práctica en sus tres palabras favoritas, *mamá, boo-boo* y *arriba*. Se molestó un poco cuando le pedí amamantarlo y cuando cambié de lado, intentando prolongar su tiempo en el pecho. Y, por supuesto, estaban esos sorbos satisfechos. Nada fuera de lo común, pero en este lugar me sentí sumamente incómoda.

Después de la melodía de cierre, miré a los demás que ahora estaban recogiendo sus carteras y llaves. El pianista se levantó y me devolvió la mirada con un movimiento de cabeza.

"Sabes", dijo, acercándose a mí, "Esto está destinado a ser una clase de meditación silenciosa ".

"Ah", dije. ¿Te estaba molestando el bebé? Lo siento No estaba segura. (Lo que debería haber dicho fue: "Hola. Mi nombre es Mollie").

"Son solo los sonidos que hizo. El alboroto y tal. Puede ser realmente perjudicial. Queremos decir que se trata de una clase seria ".

"Está bien", le dije. "Lo tendré en mente." (Lo que debería haber dicho fue: "Iré a una menos grave, entonces").

Otra mujer interrumpió, sonriendo. "¿Conoces los horarios de meditación abierta?" preguntó ella.

"No. ¿Cuándo son?

"Consigue un horario en la recepción. Hay al menos uno todos los días. El bebé puede venir contigo. Incluso puedes tener todo el lugar para ti sola".

"Gracias. Esa es una gran idea."

Y así, la vergüenza se convierte en emoción: *Hay un lugar al que puedo ir.*

Varios días después, lo probé y me encantó.

Mientras el bebé disfrutaba del amplio espacio libre de peligros en el cual rodar y deambular, disfrutaba la tranquilidad, la casi total libertad de la distracción. Claro, podría haber meditado en casa o durante mis caminatas. Pero fue diferente allí. Fue más fácil. En un momento miré el reloj y me di cuenta de que ya había estado allí una hora y media, y no tenía absolutamente ningún deseo de irme.

Solo quince minutos más, me dije, no queriendo quedarme más de la cuenta. Había valido la pena el viaje de treinta minutos.

Un mes y varias visitas más tarde, Xavier comenzó una nueva fase de su desarrollo, una que incluía la histeria completa al tratar de meterlo en un asiento para automóvil, que se redujo a un mero horror abyecto después de finalmente ser abrochado con éxito. Fue tan malo que tomé el autobús, y mi búsqueda de una clase de meditación en casa comenzó de nuevo.

Un mes después y a dos millas de mi casa, lo encontré.

Era una de esas habitaciones que es mucho más ancha que larga, que parece que no hay frente o atrás, solo dos lados: el derecho y el izquierdo. Y también era rígido: Pintura blanca vieja, piso de baldosas blancas, desnudo excepto las tres filas de sillas plegables baratas. Cuando lo vi por primera vez, no pensé que pudiera meditar allí. Estaba equivocada.

Cuando llegó la facilitadora voluntaria, lo primero que noté fue su sonrisa. Ella se presentó y nos pidió que hiciéramos lo mismo. La sala estaba casi llena, la mayoría de los participantes no eran blancos. Sin embargo, lo más significativo fue la extensión de la edad. Estas no eran solo mamás de yoga como los otros lugares en los que había estado. Había personas mayores, viejas de una manera hermosa, con figuras regordetas y rostros genuinos y expresivos. Para mi alivio, incluso había niños.

Cuando fue mi turno de presentarme, Xavier tuvo la esperada reacción: Una alegre bienvenida. Me pregunté si estaba bien que él hubiera venido conmigo, y Ellie me dijo que no podría estar más satisfecha. La meditación sahaja, el tipo que se practica allí, está destinada a ser una experiencia familiar y comunitaria.

Después de una breve introducción a la práctica, Ellie nos guio a través de una colección de pasos. Nos enfocamos en cada chakra, uno por uno, trabajando desde nuestra área pélvica hasta nuestra cabeza. Mientras agitamos nuestras manos en el aire y enfocamos nuestra atención aquí y allá, Ellie me llamó la atención. Hizo un gesto hacía el bebé, preguntando sin palabras si podía abrazarlo. Asentí ansiosamente y lo entregué.

Luego me zambullí en el agua de meditación, y esa agua estaba bien. Fue sereno. Era de otro mundo, incluso un poco distorsionado, como bucear en un mar cálido y claro. Los pensamientos pasaron frente a mí uno por uno, como peces tropicales, y luego se alejaron rápidamente. Lo que me quedaba era el agua vacía que cubría todo mi cuerpo, sosteniéndome y permitiéndome flotar.

Después de varios minutos, abrí los ojos momentáneamente. El ruido visual me golpeó de la misma manera que el ruido normal cuando sacas la cabeza del agua. Miré a Xavi, que miraba contento la sonrisa de Ellie y las formas que estaba haciendo con sus manos. Luego cerré los ojos y volví a agachar la cabeza. Un poco más tarde comencé a llorar.

Las lágrimas fueron inesperadas. ¿No había tenido un día encantador con Xavier, haciendo mandados y dando un paseo? ¿No tuve una vida maravillosa, de verdad? Pero la amabilidad en esa habitación me abrió. Lloré porque la clase me dio tiempo para mirar adentro, para sentir las cosas debajo de la superficie. Lloré por la maternidad, la frustración y la alegría. Y lloré porque estaba exhausta.

Cuando terminó, no me sentí menos exhausta. Pero también me sentí muy agradecida.

Todavía me siento agradecida por ese humilde lugar y la gente que he conocido allí desde entonces. Durante un año más o menos, me uní a ellos en esas sillas de plástico una vez por semana, hasta que Xavier se volvió demasiado difícil de manejar.

Mi práctica de meditación nunca ha sido tan buena.

Por supuesto, "bueno" es un juicio de valor, y uno muy subjetivo. Pero ya pasaron los días en que reservaba una hora a la vez para la tranquilidad; incluso cinco minutos pueden ser todo un esfuerzo. Muchos días en este mes, me he saltado por completo mi tiempo de estar sentada. Otros días me siento, luego me distraigo.

Por eso este mes, tengo un nuevo sistema.

Lo llamo el rastreador de estado meditativo. Es la lista que tengo ahora con respecto a mi resolución de Año Nuevo. Escribo, complete o no mis cinco minutos de meditación sentada ese día, y aproximadamente cuántos minutos u horas paso en meditación activa después de eso.

Sí, es cursi. Pero también puede funcionar.

Aquí están mis resultados hasta ahora.

RASTREADOR DIARIO DEL ESTADO MEDITATIVO:

1 DE AGOSTO: 5 minutos sentada; 30 minutos activa

2 de agosto: 0 minutos sentada; 60 minutos activa

3 de agosto: 5 minutos sentada; 0 minutos activa

4 de agosto: 5 minutos sentada; 120 minutos activa

5 de agosto: 5 minutos sentada; 5 minutos activa

6 de agosto: 0 minutos sentada; 30 minutos activa

7 de agosto: 5 minutos sentada; 30 minutos activa

8 de agosto: 0 minutos sentada; 30 minutos activa

9 de agosto: 5 minutos sentada; 5 minutos activa

10 de agosto: 5 minutos sentada; 120 minutos activa

11 de agosto: 0 minutos sentada; 60 minutos activa

12 de agosto: 5 minutos sentada; 30 minutos activa

13 de agosto: 5 minutos sentada; 0 minutos activa

14 de agosto: 5 minutos sentada; 60 minutos activa

15 de agosto: 0 minutos sentada; 30 minutos activa

16 de agosto: 0 minutos sentada; 30 minutos activa

17 de agosto: 5 minutos sentada; 5 minutos activa

18 de agosto: 5 minutos sentada; 5 minutos activa

19 de agosto: 5 minutos sentada; 30 minutos activa

20 de agosto: 0 minutos sentada; 5 minutos activa

21 de agosto: 0 minutos sentada; 0 minutos activa

Claramente, no me estoy sumergiendo tan profundamente en mi práctica como lo hice una vez; Solo estoy chapoteando y vadeando. Pero es divertido, y me gusta, no se siente tan pesado como a principios de año. Tal vez he aprendido algo después de todo.

Cuando hice mi resolución de Año Nuevo de permanecer este año en el estado de meditación "tanto como sea posible", no estaba segura de lo que eso significaba. Mirando hacia atrás, creo que una parte de mí esperaba tener un día completo en un lugar meditativo, luego tres días fuera, luego un día dentro y así sucesivamente. Y hasta ahora, cuando escribo en un diario cada mes, eso es lo que he visto: Unos pocos días aquí, o tal vez una buena semana, seguida de varios días más difíciles. Pero ahora veo que este pensamiento es demasiado blanco y negro, y puede conducir a la frustración.

Si medito durante treinta minutos, o cinco minutos, fuera de mi tiempo sentada, ¿no debería considerar eso como éxito?

Y es con este estado de ánimo ciertamente optimista que vuelvo a visitar mi lista de preguntas desde el comienzo del año. Aunque es solo agosto, creo que ya he encontrado la mayoría de las respuestas.

- **¿Podré mantener mi resolución de meditar cinco minutos por día?** No. Pero todavía estoy trabajando en eso, aún a bordo con todo. Creo que eso dice mucho.
- **¿Será fácil de mantener esta resolución o será sorprendentemente difícil?** Es decididamente difícil. Si bien la meditación es agradable y útil, y, al igual que el ejercicio, vale la pena el esfuerzo posterior, a menudo hay un pensamiento persistente en el fondo de mi mente de que prefiero hacer algo.

- **¿Descubriré cómo entrar en un estado de meditación a voluntad? ¿Si es así, cómo?** Aún no, desafortunadamente. Pero mantengo la esperanza.
- **¿Alguna vez aprenderé cómo no ser neurótica?** De nuevo, ciertamente todavía no, y no veo que suceda para fin de año. Mis pensamientos son ahora como siempre un aspecto muy desafiante de mi vida, con lo que más lucho.

––––––––

ENTREVISTA DE MEDITACIÓN # 4: El Hombre Común

ROBERT VON TOBEL es solo una de esas personas. Gentil, cálido y sabio, es el abuelo que deseo tener en alguna vida futura. Bob dirige una sesión de meditación semanal en su iglesia Unitaria Universalista y ha estado meditando durante más de ocho años.

Describe tu práctica de meditación. ¿Te enfocas en un pensamiento o imagen, o simplemente no piensas en absoluto?

Puedo concentrarme en mi respiración, mis sensaciones corporales, los sonidos que escucho o cualquier otra cosa, siempre que sea real (no un pensamiento o emoción) y un fenómeno de "aquí y ahora".

¿Qué podrías decirle a un nuevo meditador para que lo ayudes en la primera parte del proceso de aprendizaje?

La clave de la meditación es hacerlo: Diariamente, a una hora específica y durante al menos diez minutos. No hay una forma correcta de hacerlo; solo hacerlo.

¿Con qué frecuencia se siente bien la meditación en el momento? ¿Con qué frecuencia tienes ganas de levantarte de la silla?

Al meditar, el tiempo cesa para mí y casi nunca "me muero por salir de la silla".

¿Qué pasa cuando estás deprimido o enojado o en un mal estado de ánimo? ¿La meditación te ayuda a sentirte mejor? ¿Con qué frecuencia te ayuda a salir de tu rutina? ¿Con qué frecuencia no lo hace?

Cuando mis sentimientos son tan fuertes que me impiden meditar, todavía me parece que me beneficia tratar de entrar en lo real aquí y ahora. No puedo definir exactamente cómo funciona o incluso con qué frecuencia lo hace.

¿Cuáles son las mejores cosas de la meditación para ti?

Que me ayuda a conciliar el sueño y que me permite soportar las decepciones de mi vida.

¿Cuál es tu objetivo final en la vida? ¿Cuál es el objetivo de tu práctica de meditación?

No tengo un objetivo final en la vida. ¡A los 88 años me he dado cuenta tardíamente de que otros sí y nunca lo he hecho! Del mismo modo, no tengo un objetivo para mi práctica de meditación. De hecho, creo que la atención plena sería imposible si tuviera un objetivo.

¿Estás feliz?

Sí, estoy feliz.

SEPTIEMBRE: RUPTURA

Rastreador Diario del Estado Meditativo:

22 DE AGOSTO: 0 minutos sentada; 30 minutos activa

23 de agosto: 0 minutos sentada; 30 minutos activa

24 de agosto: 5 minutos sentada; 10 minutos activa

25 de agosto: 5 minutos sentada; 0 minutos activa

26 de agosto: 5 minutos sentada; 5 minutos activa

27 de agosto: 0 minutos sentada; 30 minutos activa

28 de agosto: 0 minutos sentada; 5 minutos activa

29 de agosto: 0 minutos sentada; 0 minutos activa

30 de agosto: 0 minutos sentada; 0 minutos activa

31 de agosto: 0 minutos sentada; 0 minutos activa

1 de septiembre: 5 minutos sentada; 0 minutos activa

2 de septiembre: 5 minutos sentada; 0 minutos activa

3 de septiembre: 5 minutos sentada; 0 minutos activa

4 de septiembre: 5 minutos sentada; 0 minutos activa

5 de septiembre: 0 minutos sentada; 0 minutos activa

6 de septiembre: 0 minutos sentada; 0 minutos activa

7 de septiembre: 0 minutos sentada; 0 minutos activa

8 de septiembre: 5 minutos sentada; 0 minutos activa

NEURÓTICA COMO SIEMPRE, y cada vez más con esta estúpida lista. Yo no necesito esto.

Solo necesito un descanso.

DICIEMBRE: ASÍ QUE ESTO ES LO QUE EN REALIDAD QUERÍA DECIR TOLLE, PRIMERA PARTE

ENTONCES, ESO FUE TODO. TIRÉ LA TOALLA. RENUNCIÉ A MI resolución de Año Nuevo, y no puedo decidir cómo me siento al respecto. Por un lado, ha sido agradable tener un descanso. Por otro lado, me siento como una mierda total.

¿Por qué el fracaso? Ahora tengo dos hijos, y eso siempre es una excusa útil. Pero no la usaré esta vez, ni entraré en todos los detalles sangrientos sobre la crianza de un bebé y un niño de tres años juntos. Solo diré que en algún momento entre agosto y septiembre, comencé a sentirme abrumada, sobre estructurada y comprometida en exceso.

La meditación sentada fue la primera en irse. Me salté un día aquí, tres días allí, luego cinco seguidos. A mediados de noviembre, el hábito de actividad de meditación también se había disuelto, y me preguntaba si me había salido de los rieles.

Al final de *Te Estás Acercando,* ocurrió algo similar, y mi conclusión también fue la conclusión del libro, a saber: nunca estoy fuera de los rieles. No importa cuántas veces cambie de vía, cambie de opinión, incluso falle, el tren siempre se está moviendo, avanzando.

En la vida, no hay nada por encima.

Por supuesto, eso no significa que me haya gustado dónde estaba, qué había sido de mi resolución de Año Nuevo; No me gustó ni un poco. Es por eso por lo que cuando, hace aproximadamente una semana, tuve el repentino deseo de hacer una meditación sentada nuevamente, con el deseo vino el alivio.

Estaba en casa con Xavi y Jack, rodeados de modelos de edificios y automóviles. El clásico favorito de nuestros niños estaba a todo volumen en la cocina, la promesa del paquete de apaciguar aparentemente se mantuvo. (Dinero bien gastado.) Cuando el bebé extendió su pequeña mano hacia Xavier, pidiendo un juguete, le sonreí, asombrado por la facilidad de su comunicación. Sin palabras. Sin sonido. Solo un pequeño gesto, y lo entendieron completamente.

Xavier le dio el juguete.

El lenguaje de los bebés, el lenguaje de los ojos, las sonrisas, las torsiones, los giros y las manos que agarran, agitan y golpean la parte superior de la silla alta, es uno de los métodos de comunicación más efectivos que conozco. Sin artificio. No te rías, cuando tengas ganas de llorar. No moderar las emociones, ya sea placer extremo o terror abyecto. No hay expectativas que nublen la conversación. Tu amas. Das. Lo aceptas exactamente como es, y él hace lo mismo por ti.

Y ese día, mientras veía a Xavier jugar con el objeto de su preferencia, me di cuenta de algo: Hay otro lenguaje tan hermoso y simple como este.

Es el lenguaje de Dios.

¿Cuánto más me entiende el Universo, mis necesidades, mis deseos? Pensé. *Tengo que usar mi cuerpo físico limitado para sentir a mi hijo, e incluso eso, incluso con un bebé, funciona bien.*

Al considerar la pregunta, sentí algo familiar: una paz, un sentimiento de amor. Quería alcanzar a mis hijos y abrazarlos con fuerza, pero resistí el impulso. En cambio, los vi jugar: Xavier con bloques, el bebé con un sonajero, y dejé que la sensación se convirtiera en otra cosa.

Ese algo era meditación.

El Universo me conoce, repetí una y otra vez. *Me entiende Sabe lo que necesito a continuación. Puedo confiar en mi mente para hacer planes reales y renunciar a la terrible carga de la mente.*

Luego vino un pensamiento en el que a menudo he meditado desde entonces: *Estoy bien. Yo estoy bien. Estoy bien*

Me senté con esto por un rato, observando a los niños, permitiendo que una sonrisa serena apareciera en mi cara. *Voy a sentir esto todo el tiempo que pueda antes de distraerme. Voy a sentirlo, sentirlo, sentirlo.*

Luego, a un paso de ese pensamiento inocente, llegó otro: Un primer resbalón en la traicionera pendiente de la mente.

Aquí voy de nuevo. Estoy meditando, pensé, felicitándome a mí misma. *Puedo hacer esto. Puedo hacer esto. Puedo seguir haciéndolo a partir de ahora. Ahora puedo sentarme cinco minutos, luego hacer meditación activa por el resto del día. Y luego el siguiente. Y el siguiente.*

No más excusas tontas. No más medias tintas.

Puedo simplemente levantarme y hacerlo.

Justo entonces, el bebé comenzó a llorar; Xavier había pisado su pie, y no por accidente. Lo alcancé y lo llevé a mi pecho, luego miré sus grandes ojos mientras se alimentaba. Y en ese momento, decidí discutir conmigo misma.

Te diré por qué no quiero hacer eso, Mollie. En realidad, es una razón simple: Por mucho que pueda disfrutar de la meditación en este momento, ahora no es lo mismo de siempre.

Cuando me despierte mañana, puede que no me sienta inspirada. Puedo sentirme cansada, malhumorada o distraída. Puedo olvidar que incluso realicé la meta, y en el momento que lo recuerde, ya habré fallado.

En este momento, estoy en el estado de meditación: Me siento invencible y me encanta. ¿Por qué siempre trato de planificar el futuro, cuando el futuro que planifico nunca llega?

Cuando hice mi resolución de Año Nuevo el año pasado, no era la persona que soy ahora. Era solo una versión de mí misma, una encarnación momentánea. Al igual que el bebé que tengo en mis brazos en este momento no es la misma persona que el niño que irá a la escuela en cinco años, o el hombre que tendrá su propia familia.

Él va a ser una persona nueva, con nuevos objetivos. Igual que yo lo seré.

Con esta realización llegó una decisión, y es algo de lo que estoy muy orgullosa: Cuando recuerde meditar, meditaré.

No siempre recuerdo meditar. Y no siempre quiero hacerlo, incluso cuando lo hago. Pero el Universo me conoce, me ama, está de mi lado y me ayudará a mantener el rumbo. Yo no necesito una resolución de Año Nuevo, o un rastreador diario mudo. Necesito hacer lo que pueda, cuando pueda, y cuanto más haga, más fácil será hacerlo.

Básicamente, solo necesito relajarme.

Durante la última semana, he pasado un buen porcentaje de mi tiempo en el estado de meditación. He meditado durante la conducción, durante la lactancia, mientras que hago la limpieza, mientras que leo un libro. Pero el resto del tiempo, me permití hacer otra elección, una que a principios de este año habría juzgado como indeseable. Me recordé gentilmente de todas las cosas encantadoras de la meditación, de lo agradable que es sentir lo Divino.

Pero no me regañé cuando ignoré el consejo.

Anteriormente hablé de que no me gustaba la frase "estar en el momento". Tan prescriptiva. Muy difícil Tan frustrantemente hiper espiritual. Pero tal vez no sea un término tan malo después de todo. Quizás lo que Tolle quiere decir cuando habla sobre el Ahora es que dejemos de hacer todos estos malditos objetivos.

Tal vez él está diciendo que debemos dejar de lado nuestras expectativas de nosotros mismos, nuestras razones más importantes para meditar, ya sea para lograr la iluminación o simplemente para ser un poco más felices. Después de todo, todas esas ideas son la definición misma de neurótico. Todos ellos nos mantienen atrapados en nuestras cabezas, en nuestras mentes, en lugar de experimentar la vida tal como es.

Hay un hombre en mi grupo de meditación Sahaja que, cuando se le pregunta cuánto tiempo ha estado meditando, siempre mira su reloj.

"Unos cinco minutos", dice con una sonrisa.

Él es un hombre muy dulce. Y lo consigue. Él obtiene a Tolle, y meditación, y todo esto de "en el momento". Él sabe lo que es la verdadera la meditación. No se trata de todo lo que debemos o no debemos hacer, o planeamos hacer de ahora en adelante y para siempre. Se trata de despertarse esta mañana y decidir que hoy, solo hoy, sería un gran día para meditar.

Es diciembre. El año casi ha terminado y, sin embargo, siento que este libro no está terminado. Hay algo diferente esperándome, algo más, una conclusión real, una que se basa en todo lo que he aprendido este año.

Hasta entonces, tengo mis órdenes de marcha: Cuando me acuerde de meditar, meditaré. No hay resoluciones para el próximo mes cuando sea un nuevo año. No más sistemas, no más planes, no más seguimiento.

Me dejaré ir y veré qué pasa.

———

ENTREVISTA DE MEDITACIÓN # 5: El Gurú

· · ·

*Bien, entonces él no se considera a sí mismo como un gurú. Pero **Subhan Schenker** es el verdadero pacto, sea cual sea ese pacto: Partícipe, maestro, gurú, guía. La primera vez que lo conocí, contuve las lágrimas durante una hora. Tiene la barba completa y el pelo largo y rizado y, a riesgo de sonar efusiva, tiene los ojos tan profundos que son charcos de perspicacia y belleza.*

Subhan dirige el Osho World of Meditation, que ofrece instrucción en técnicas de meditación que incorporan el esfuerzo físico tal como lo originó Osho, un místico indio del siglo pasado. Te invita a visitar el sitio web del centro en worldofmeditation.com para conocer sus clases, talleres y sesiones privadas de terapia en el área de Seattle.

Cuéntame sobre tu práctica de meditación.

Enseño y practico técnicas de meditación activa que incorporan el movimiento corporal. La razón por la que elegí estas técnicas es que cuando intenté meditar por primera vez hace muchos años, no pude hacerlo; Fue una tortura. Odiaba sentarme quieto. Un día, en medio de este proceso de aprendizaje, fui a una librería y le pregunté al empleado qué debería leer sobre la meditación. Me dirigió hacia Osho, y tan pronto como comencé a leerlo supe que esa era la técnica para mí.

Nuestros estilos de vida no son lo que los monjes del pasado conocían. Llevaban agua, cortaban leña y trabajaban duro todo el día, lo que les ayudaba a liberar sus emociones, permitiendo que sus mentes se volvieran menos activas. Luego, cuando llegaba el momento de quedarse quieto, sus cuerpos estaban listos para ello. Necesitamos el mismo tipo de liberación emocional para prepararnos para la quietud, para lo que yo llamo "el Gran Cañón del silencio".

Los invito a visitar el sitio web de nuestro centro, worldofmeditation.com , o visitar osho.com para obtener más información sobre las técnicas de meditación activa, como la meditación dinámica y la meditación sin mente.

¿Qué pasa con las personas que tienen estilos de vida activos? ¿Seguirías recomendando estas prácticas?

Yo recomendaría que las prueben. Y que prueben otras técnicas, también, hasta que encuentren lo que mejor les funcione.

La verdad es lo que funciona.

¿Qué es la meditación?

Depende de lo que quieras decir con la palabra. El *estado* meditativo es el estado de relajación, conciencia y no juicio. Es el estado de no pensar. Observar los pensamientos, observar la mente, es la técnica que usas para llegar a ese estado. Sabes que tu técnica de meditación está funcionando cuando, por un destello aquí y un defecto allí, llegas al estado de meditación.

Hay muchas, muchas personas que están probando técnicas de meditación que no las llevan al estado de meditación. Pueden ayudarlos a sentirse un poco mejor, pero no los separan de la mente y, por lo tanto, no los llevarán a la conciencia, el silencio y la quietud que están buscando.

¿Qué le dices a los meditadores principiantes sobre la meditación?

Primero, les digo que la meditación no está separada de la vida. La técnica de meditación es algo para lo que tienes que crear tiempo, pero el estado meditativo tiene que ser parte de todo el resto de tu vida o no tiene ninguna sustancia.

¿Algún otro consejo básico con respecto a la meditación?

A menudo le digo a los nuevos meditadores que para obtener finalmente lo que quieres, tienes que obtener lo suficiente de lo que no quieres. Esto es lo que quiero decir: Para cada uno de nosotros buscadores espirituales, llegó un punto en el que nos dimos cuenta de que todo lo que nos dijeron sobre la forma en que funciona la felicidad, la forma en que funciona el mundo, no es verdad. Hicimos todo lo que nuestros padres y nuestra sociedad nos dijeron que hiciéramos, pero aún estábamos miserables e insatisfechos. Cuando tuvimos suficiente de la ansiedad, los miedos, las preocupaciones, los saltos difíciles para relacionarnos con otras personas, las cosas que no queríamos, entonces comenzó nuestra búsqueda de la verdadera felicidad.

A menudo veo nuevos meditadores darse por vencidos muy rápidamente. En parte, esto se debe a que no quieren experimentar las emociones que la meditación les provoca, y en parte es porque todavía no han tenido suficiente de lo que no quieren. No están listos.

Bueno. Ahora, abordemos el proverbial elefante. ¿Eres un gurú?

No. No soy un gurú. No soy maestro. Soy un partícipe. ¿Y quién sabe? Tal vez incluso eso sea decir demasiado. La verdad es que no tengo ni idea de quién soy "yo". Cada vez que hay una noción de quién soy "yo", generalmente se rompe.

Los maestros Zen dicen: "No saber es lo más íntimo". Suena extraño, pero en el momento en que finalmente dejas de proyectar tus ideas de quién es alguien sobre ellos, cuando finalmente decides no "conocerlos" (según la mente), es cuando experimentas la mayor comprensión posible de quiénes son. Esto también es cierto de uno mismo.

¿Eres especial?

No.

¿Acaso no hay nada en tus vidas pasadas que te haga avanzar más en el camino que otros?

Yo no juego ese juego. Algunas personas se involucran en vidas pasadas, ¡pero estoy más interesado en *esta* vida!

Aprecio mi propia singularidad y la singularidad de cada persona. Y no tengo interés en tratar de cambiarlos. Tengo una mente que quiere intentar cambiar a los demás y cambiar el mundo. Fui abogado en el pasado y todavía tengo la mente para seguir con eso. Pero esa mente no soy yo. Permito a la Existencia ser.

¿La Existencia es tu palabra para Dios?

Hay muchas palabras Me gusta la Existencia. Me gustan muchas otras. Lo que sé es que he experimentado momentos de conexión con algo que se siente tan grande, tan vasto, más allá de cualquier cosa que la mente pueda comprender, que sé que es real, sea como sea que se llame. Y luego hay veces en que esos momentos desaparecen y la mente se hace cargo de nuevo.

¿Tienes desafíos?

Ah sí. Amo los desafíos. Cuando recuerdo que tengo apoyo, son maravillosos.

¿Qué quieres decir con apoyo?

Me refiero a cosas como la meditación, las relaciones con personas que también están en el camino del descubrimiento, y las palabras de maestros espirituales y místicos, y sus libros y grabaciones sobre espiritualidad. Hay muchos más.

Uno de los grandes apoyos es dejar de hacer lo que no te gusta hacer. No llenas tu vida de tareas.

¿Estás iluminado?

No. Si y no. Todos estamos iluminados, pero la mayoría de nosotros todavía estamos identificados con la mente, que oculta la iluminación. A menudo también me identifico con la mente.

¿Cómo se ilumina uno?

No hay forma de enseñar eso o describirlo. Es un salto cuántico. Después de haber intentado todo lo posible durante seis años increíblemente difíciles para disociarte de tu mente, Buda llegó al punto en que reconoció la imposibilidad de llegar a un lugar que no fuera la mente. Se sentó debajo del árbol Bodhi y se rindió, y luego llegó. Entró al espacio de la no-mente. Osho describe una experiencia de abandono similar que lo llevó a su iluminación.

Hasta ese momento de verdadero abandono, solo tenemos vislumbres muy breves de iluminación. Cuando esto sucede, se ve muy cerca, pero todavía está muy lejos mientras la mente esté allí.

Es un salto cuántico. Es ilógico. ¡No se puede llegar intentando, y no se puede llegar sin intentar! ¡Qué paradoja!

Cuando alguien está completamente iluminado, ¿sienten dolor psicológico?

He oído que las personas iluminadas sienten dolor físico pero no dolor psicológico. Pueden tener cierta conciencia de que hay una mente que tiene dolor, pero está muy lejos; la mente ha caído al sótano.

Bien, ahora realmente voy a entrar en eso. Este libro no es solo sobre meditación. También se trata, y principalmente, de cómo convertirse en una persona capaz de mantener un estado de conexión con la Fuente "durante la noche y el día y dentro y fuera de las semanas y casi más de un año", como escribió Maurice Sendak. Entonces, lo que realmente me gustaría saber es qué hacer cuando la mente hace un juicio y trata de empujarte, a veces no tan gentilmente, para que hagas algo, cambies algo o, como mínimo, aborrezcas algo sobre ti o tu vida, que luego te separa de ese sentimiento de conexión.

En otras palabras: ¿Cómo reaccionamos ante los monstruos en nuestras cabezas?

Tú no lo haces. No se trata de deshacerte de nada. Se trata de mirar, darse cuenta de lo que hay allí. Tomar conciencia de cómo funciona la mente es tremendamente útil. Podrás experimentar cómo partes del mundo te empujan y tiran; que hay tantos juicios sobre ti, sobre todos los demás, sobre todo. Esta vigilancia se vuelve más y más disponible. Y la distancia entre "tú" y los pensamientos comienza a crecer.

¿A dónde van los monstruos?

Una vez que esta desidentificación comienza a suceder, los pensamientos no se perciben como monstruos. ¡Son simplemente la forma en que funciona la mente, y no tienen que ser tomados demasiado en serio! Pierden su poder sobre ti.

No puedo explicarlo. No puedo intelectualizarlo. Tú tienes que intentarlo por ti mismo. Cuando tengas un pensamiento que no te gusta, obsérvalo, recuerda que no eres tú. Le digo a la gente que retroceda a solo un doceavo de pulgada de la mente. Eso no parece demasiado difícil, ¿cierto?

Yo hago eso. Lo que no siempre funciona.

No, no siempre funciona. La mente es tremendamente poderosa. Puede procesar una cantidad increíble de datos en un segundo. Es un milagro que tengamos la capacidad de retroceder en absoluto. La única razón por la que somos capaces es que lo que está detrás es indestructible. Y generalmente, solo obtenemos un destello de verdadero silencio. Tal vez durante diez segundos estés en silencio, y esos diez segundos pueden cambiar tu vida.

¿Por qué es así? ¿Por qué es tan difícil separarse de la mente, del dolor? No parece justo.

Tal vez la conciencia no es tan barata. Tal vez hay que ganarse la conciencia.

Sin embargo, la verdad es que es difícil porque es difícil. Porque esta es la naturaleza de la mente. Preguntando "¿por qué?" es un juego de la mente, el que juega un millón de veces al día. ¿Por qué no puedo tener esto? ¿Por qué no puedo hacer eso? ¿Por qué no puedo estar allí, sentirme así?

D. H. Lawrence era un hombre muy inteligente. Un día estaba caminando con su sobrino en el bosque cuando su sobrino le preguntó: "¿Por qué las hojas son verdes?" Lawrence no respondió de inmediato; en cambio, lo pensó por un tiempo, queriendo dar una respuesta que fuera la verdad. Finalmente, dijo: "Sé la respuesta, pero no te va a gustar. Las hojas son verdes porque son verdes ".

Tu mente no está contenta con esta respuesta. Pero tu ser interior sí.

Las hojas son verdes porque son verdes. ¡Preguntar "por qué" lleva a un juego de trabajo sin fin!

"Son verdes debido a la clorofila". Pero ¿por qué la clorofila crea VERDE? "Debido a la reacción química en la clorofila". "Pero ¿por qué esta reacción química crea VERDE y no ROJO?"

(¡Una vez que los niños aprenden el juego del "por qué", pueden mantener a los adultos sobre un barril para siempre!) ¡Finalmente, la única respuesta real que podemos dar es que las hojas son verdes ... porque son verdes ...!

Entonces, ¿Qué pasa cuando realmente quieres cambiar algo sobre ti o tu vida? Tal vez tu vida va bastante bien y ya tienes mucho de lo que quieres, pero te gustaría modificar algo un poco. ¿Qué sigue?

Bueno, lo primero que diría es mirar ese deseo. Observa tu necesidad percibida de cambiar las cosas. Pregúntate de qué se trata este ajuste. Ese deseo es la mente, y al aceptar sus ideas, te estás identificando con ella. Pero la verdad es que no eres tu mente. Eres mucho más grande, mucho más grandioso que eso, y dentro del verdadero yo no hay idea de "falta".

¿Cuál es el punto de identificarte con una falta? No lo hagas. No permitas que haya una división entre la realidad de la persona que eres y el ideal de la persona que quieres ser. Porque cada vez que tienes algo llamado ideal, estarás en conflicto con lo real. Y si estás en conflicto con lo real, nunca llegarás. Nunca habrá un momento en que la mente no quiera algo diferente o algo más. Nunca. ¡Entonces, es mejor sacrificar el ideal por lo real!

Entonces, ¿cómo podemos cambiar algo, hacer algo, hacer que ese algo se haga? Si todos estamos perfectamente contentos con las

cosas tal como son, ¿no terminaremos sentados y meditando todo el día como tú?

Yo no medito todo el día. Estoy en contacto constante con la gente. Hago sesiones de asesoramiento. Yo escribo. Doy clases en la universidad. Dirijo cuatro sesiones de meditación a la semana en nuestro centro. Hago numerosos talleres de fin de semana.

Verás, la mente nos dice que si dejamos de escucharla y dejamos de estar en conflicto, no haremos nada. Pero todo lo que tienes que hacer es mirar a los grandes maestros espirituales para ver que eso no es cierto. Buda, Lao Tzu, Cristo, Rumi ... Todos lograron mucho y muchas cosas cambiaron a su alrededor.

¿Cómo?

Cuando estoy de acuerdo con quien soy, ¡la Existencia cambia!

¿Cómo?

Déjame reducir la velocidad y ver este proceso del que estás hablando porque obviamente hay algo que no entiendo aquí. Entonces, allí estás en un estado de meditación, des identificado con la mente, feliz. Luego, a la mente se le ocurre otro juicio: por ejemplo: "Mi hijo se está portando mal y quiero que se detenga". Este es el momento del que realmente estamos hablando, el momento que se repite durante todo el día. Esto es cuando decides re identificarte con la mente y convertirte en el que está juzgando, o no aceptar el juicio, y simplemente observarlo. Pero cuando decides simplemente observar el juicio, ¿no es esa también una decisión que está tomando la mente?

No. No lo decido. Somos parte de una Inteligencia tan vasta que nuestras mentes son inútiles en comparación con ella. Cuando estamos en un estado de meditación, no son nuestras mentes las que deciden, sino esta Inteligencia dentro de nosotros.

Pero si no usas tu mente, ¿Cómo hablas? ¿Cómo llevas a cabo la instrucción de esta Inteligencia, por ejemplo, abrazar al niño, corregirlo o consolarlo?

Para respuestas verbales y físicas como estas, tú usas la mente y el cuerpo. Son herramientas que nos permiten ser parte del mundo físico: hablar, mover nuestros cuerpos. La clave es responder en lugar de reaccionar. Cuando reaccionas a tu hijo en lugar de responder, no estás usando tu mente; ella te está utilizando a ti.

Ah, ya veo. ¿Entonces todavía puedes charlar, hablar, responder a la situación sin usar tu mente para hacerlo? Tal vez estamos definiendo la mente de manera diferente. Entonces, ¿está la mente que es el ego, el monstruo, el mono, las neurosis, y está la mente que es una herramienta simple y útil, una herramienta que usamos para traducir lo que está sucediendo en nuestra inteligencia más grande? ¿Y también lo es el cuerpo, cuando abrazamos al niño en lugar de gritarle?

Sí, eso es correcto. La mente también es fabulosa ... ¡pero un jefe horrible!

Entonces, ¿cómo un buscador espiritual, alguien que está comprometido a des identificarse con la mente, hace este cambio? En ese momento, cuando el niño se comporta mal, ¿Cómo aprende a no reaccionar como le gustaría a la mente y, en cambio, a suspender el pensamiento, luego recibir y actuar con Inteligencia, todo sin usar su mente? Esto suena como una gran habilidad. ¿Cómo aprende a aceptar una situación que le parece desagradable, sin "convertirla en un problema", como dice Eckhart Tolle?

Meditación. La meditación que en realidad funciona, realmente funciona, te permite, por un momento, estar completamente separado de la mente. ¡Esto no sucede de la noche a la mañana! Por lo tanto, es mejor comenzar con cosas y situaciones más simples. Practica observar los pensamientos cada vez que recuerdes hacerlo, en entornos simples que no desencadenan emociones y problemas de control, etc. Poco a poco vas acumulando la habilidad de mirar: en tu meditación, en situaciones simples y, finalmente, en más " situaciones difíciles.

¿Y entonces qué?

Entonces, llega la aceptación. Y viene la sabiduría, la sabiduría correcta para ese momento.

¿Y entonces qué? Lo volveré a preguntar: ¿cómo terminamos obteniendo lo que queremos de la vida, si siempre estamos escuchando a la Inteligencia y haciendo lo que nos dice que hagamos?

Intentamos forzar a la Existencia para que nos dé lo que queremos, pero esto es ridículo, totalmente inútil. Es como si estuviéramos haciendo el mayor chiste cósmico sobre nosotros mismos: somos budas, capaces de cosas extraordinarias, incluso paz e iluminación, y en cambio estamos actuando inconscientemente. Fingimos tener todo tipo de limitaciones autoimpuestas, incluida una mente que no tiene idea de qué hacer la mayor parte del tiempo, que está creando muchos más problemas de los que está resolviendo.

Es nuestra naturaleza ser un buda. Cualquier otra cosa va en contra de la corriente. Parafraseando a Osho: "El milagro no es cuando obtenemos la iluminación. El milagro es cuando lo ocultamos.

Entonces, si queremos ser verdaderamente felices y libres de la mente, ¿debemos permitir que la Inteligencia nos brinde lo que considera mejor para nosotros, sin importar lo que sea?

Eso suena como la mente hablando, no queriendo ceder su control a una inteligencia superior que reside dentro de nosotros. Cuando nos alejamos de la mente, pierde el control y la inteligencia está allí, ¡esperando ser de inmenso servicio!

Le digo a la gente que pida el 100 por ciento de lo que quieren, ¡y luego deje que el Universo decida, porque lo hará!

Entonces, ¿Diría que el objetivo principal de la meditación es enseñarnos a aceptar lo que el Universo considere mejor para nosotros?

El propósito de la meditación es des identificarse de la mente. La aceptación viene naturalmente después de eso.

¿Y entonces qué? ¿Qué pasa después de la aceptación?

La aceptación y la gratitud, la paz y la realización se vuelven reales una vez que se produce la desidentificación de la mente. Tuve una experiencia temprana de esto antes de convertirme en meditador. No lo sabía en ese momento, pero había caído en meditación. Cuando era joven conducía el automóvil de mi madre cuando se resbaló en el hielo. En los diez segundos entre comenzar a deslizarse y golpear el auto que estaba frente a mí, tuve mi primera experiencia del estado meditativo. La mente entendió que no había nada que pudiera hacer, ningún papel que desempeñar en ese momento, y dijo: "Estoy fuera de aquí. Estás sólo en esto." Esos diez segundos parecieron una hora. Eran dicha. Y el silencio era tan sereno, tan "palpable".

Luego golpeé el auto y la mente dijo: "Oh, puedo lidiar con esto". Y comenzó de nuevo: "¿Qué va a decir tu madre, cuánto va a costar esto?", Etc. Fue mucho más tarde que me di cuenta de que cuando la mente desapareció, surgió algo extraordinario. Y más tarde aún, quedó claro que este espacio tenía algo que ver con una naturaleza esencial que siempre está ahí, aunque cubierta por el pensamiento excesivo.

Ya veo. Y sí, esa felicidad es lo que quiero. ¿Pero debería convertirlo en un objetivo vital para mí obtenerlo? ¿Debería la felicidad ser algo por lo que me esfuerzo? Porque parece que cuanto más intentas ser feliz, más neurótico te vuelves.

¡Tienes razón! Cualquier cosa que desees es un producto de la mente. Y creará miseria a su alrededor. No hagas de la felicidad una meta. De hecho, no hagas de nada un objetivo. Todos los objetivos te mantienen atrapada en la mente. La vida te dará lo que realmente necesitas.

Entonces -me doy cuenta de que realmente estoy tratando de atraparte aquí- ¿Dirías que si practico meditación regularmente y practico vivir en un estado de meditación y aceptación, ciertamente me volveré feliz?

Diré que si te quedas con él, hay muchas posibilidades de que tengas más momentos de sentirte amada, agradecida, en paz. Y eso es asumiendo que estás haciendo una meditación que funciona para ti. Porque, como dije, mucha gente está haciendo técnicas de meditación que realmente no funcionan para ellos.

Además, ten mucho cuidado porque la mente que hace esa pregunta está más interesada en el objetivo que en el proceso. Mientras tengas un objetivo para tu meditación, lo mantendrás encerrado en tu mente, evaluando si tu sesión de meditación fue "exitosa" o no. Cada vez que ocurre la meditación, la mente lo juzgará en función de si ha logrado o no ese objetivo. La mente es muy astuta. En vez de eso, está allí sinceramente, sin la idea de llegar a alguna parte.

La mente no quiere que seas feliz. ¿Cuántas veces has experimentado un momento de alegría y la mente ha tratado de sacarte de él, usando cada queja, viendo cada deficiencia, prediciendo cada mal resultado futuro que podría pasar?

La mente no quiere que seas feliz, porque si lo eres, ya no es necesaria.

¿Y cuánto tiempo me tomará llegar allí? ¿Cuánta meditación me recomendarías que haga?

No hay forma de que nadie lo sepa. No hay fórmula para ello. Es un salto cuántico. Pero después de un tiempo, notarás que no se toma la vida tan en serio, que tienes momentos de mayor claridad y que incluso sientes más gratitud, solo por estar vivo. Estas son pistas de que el proceso de meditación está funcionando.

¿Meditar y observar el funcionamiento de la mente es suficiente? ¿Hay algo más que deba hacer?

Observar la mente es esencial. Pero también puedes encontrar personas en este camino de descubrimiento que puedan compartir sus experiencias y entendimientos contigo. ¡Ofrecen talleres y sesiones que pueden ser de gran ayuda para que regreses a tu naturaleza interna y esencial!

¿Sin mantras? Amo mis mantras.

Si te gustan los mantras, ¡úsalos! Algunos mantras pueden ayudarte a profundizar en tu interior. Solo recuerda, el punto de la meditación es desasociarte de la mente.

Solo mira la mente. Un pensamiento llega, y lo miras. Nada más. Esta es la única meditación real. Decir mantras puede ser una práctica buena y útil, pero puede que no te lleve al estado de meditación, que es la conciencia, la relajación y la falta de juicio.

Ahora, déjame hacerte una pregunta. ¿Ya has tenido suficiente de lo que no quieres?

Tendría que pensarlo un poco.

Si tienes que pensarlo, no lo has hecho. Cuando alguien está siendo torturado físicamente, y se le pregunta si ya ha tenido suficiente, no hay un solo instante de reflexión. La respuesta es sí.

Eso es verdad. Estoy llegando a eso.

Espero que llegues tan rápido como puedas.

Junio (del año siguiente): Así que esto es lo que en realidad quería decir Tolle, segunda parte

EL VESTÍBULO de mi YMCA local es un gran lugar para evitar los ojos de las personas. Las mesas son pequeñas, hechas para uno o dos. Las revistas son numerosas y actualizadas. Los dispositivos son sacrosantos. Y, por supuesto, el café es terrible, más una concesión a regañadientes a la comunidad que un promotor real de la misma. Y sin embargo, incluso aquí, la conversación ocurre, aunque solo sea cuando te encuentres con un conocido anterior.

En enero después de mi última entrada, disfruté de una de estas raras charlas en el lobby del gimnasio. Era personal, profundo y esperanzador, y bastante largo también. Mi amiga: la ama de casa, madre, Susan, a quien conocí aquí y allá en el circuito de parques y fechas de juego.

Susan es una de las madres geniales. Es la conocida a la que desearías haberte llamado, a la que siempre consigues decir bastante, demasiado pronto, aunque juraste que no lo harías esta vez. Sus ojos son amables, su voz directa y confidencial. Ella es inteligente y una gran oyente.

Susan habló sobre unas vacaciones recientes y quizás sobre regresar a trabajar a tiempo parcial. Hablé sobre mi búsqueda continua de paz interior y mi búsqueda continua de un horario semanal perfectamente coordinado. Lamenté el hecho de que aún no había dominado estos importantes conceptos básicos de la vida, y mi tono puede haber tenido una nota de desesperación.

Durante una pausa en nuestra conversación, miré el reloj.

"Bueno, ya es hora", le dije. Me puse de pie y recogí mi mochila, la chaqueta y el portabebés, colocándolos cuidadosamente en la mitad superior de mi cuerpo. Luego le sonreí a Susan y me despedí.

"Buena suerte con todo", dijo Susan. "Y no seas demasiado dura contigo misma. Nunca será perfecto, ¿verdad? "

"Sí, eso es lo que me dicen", dije. "Pero estoy trabajando en eso, de todos modos".

Susan levantó las cejas. Ella soltó una risa de una sola sílaba, una de esas concesiones forzadas e incómodas a la cortesía. Instintivamente, adiviné lo que estaba pensando: *¿Con qué tipo de persona deli-*

rante estoy tratando aquí? ¿Realmente cree que va a crear la vida perfecta?

Aunque mi primera respuesta fue reprenderme en silencio por ser la persona vergonzosamente apasionada y confiada que soy, rápidamente cambié de táctica y comencé a defender mentalmente mi declaración. Le dediqué a Susan una sonrisa exagerada, luego me dirigí a la sala de cuidado de niños para recoger a mis hijos.

Claro, es optimista, pensé mientras bajaba las escaleras. Pero eso no significa que sea imposible obtener todo lo que quieres en la vida. ¿Cuál es la alternativa? ¿Establecerse? Bueno, yo, por mi parte, no voy a hacerlo. Voy a seguir leyendo libros, seguir haciendo preguntas, seguir aprendiendo, seguir creciendo, seguir trabajando duro, hasta que un día todo se junte.

Tengo la espiritualidad de mi lado, maldita sea. Tengo lo que sea que llamamos Dios. Voy a descubrir cómo tenerlo todo. Buena apariencia. Una gran familia Una casa perfecta. Crianza de primer nivel, asociación ilustrada, excelencia en la escritura, realización profesional, incluso ese horario diario perfecto siempre evasivo.

Y para este fin, trabajé aún más duro. Leí más sobre Esther Hicks, aprendí sobre el estado de la meditación y mejoré un poco al permanecer en ello. Me hice amiga de la persona más feliz que conozco, Leta Hamilton, y le hablé extensamente sobre mi depresión. Releyé el inimitable Eckhart Tolle y, ¡espera! *Esto no es lo que esperaba. La última vez que leí* El poder del ahora, *se trataba de meditación. Esta vez, de alguna manera, las palabras han cambiado por completo. Me parece que se trata de algo no diferente, pero definitivamente no es lo mismo.*

Dios santo, pensé mientras leía más. Esta es la cuarta vez que leo este libro. Pensé que finalmente lo había conseguido, pero no lo había hecho.

El Poder del Ahora no se trata de aprender el arte de la conciencia y la meditación del momento presente. No se trata de lograr la iluminación, o lograr nada, para el caso. No se trata de cambiar, alterar, mejorar, aprender o descubrir.

Se trata de aceptar lo que es.

No es de extrañar que haya estado tan loca todo este tiempo, intentando todas las tácticas que pude para permanecer en el estado de meditación, con un éxito tan limitado. No estoy aceptando nada.

Al principio, al darme cuenta de esto, culpé a Abraham y a los otros autores de la ley de la atracción que había leído. ¿No se centraron todos en cambiar las circunstancias de la vida, creando deliberadamente la realidad que deseas? Y, sin embargo, también estaba la cuestión de la no resistencia, esa metáfora sobre no nadar contra la corriente. ¿Podría ser la aceptación la forma en que encontramos ese lugar de no resistencia, que luego nos permite crear de una manera libre, agradable y no obsesiva?

Sentada en la cama la noche del descubrimiento, leí otros libros de Tolle en mi Kindle. ¿También podrían haber cambiado? La respuesta llegó de inmediato.

Fue sí. Definitivamente sí.

La Quietud Habla, también, ahora tenía que ver con la aceptación. Igual que *Practicando el Poder del Ahora*. Incluso había mucho al respecto en *La Nueva Tierra*.

He estado meditando durante unos buenos tres años y he sido una persona de mentalidad espiritual toda mi vida. Tengo treinta y ocho años, he explorado toneladas de ideas sobre la felicidad y he puesto a prueba una gran cantidad de ellas. ¿Cómo podría haber tardado tanto en darme cuenta de que para ser una persona feliz y realizada, en algún momento, solo tienes que aceptar?

Maldita sea, tienes que deshacerte de todos estos objetivos, todos estos planes, todas estas técnicas, todo este pensamiento futuro. Tienes que dejar tus armas, tu armadura, tus horarios, tu mente, y permitir que la vida sea como es.

Cerré mi Kindle. Me senté con esta idea durante varios minutos, quince o veinte como máximo. Entonces decidí probar un nuevo mantra.

"Acepto. Acepto. Acepto."

Pensé en todas las cosas en mi vida que no estaba aceptando. (Mi depresión de toda la vida encabezó la lista). Repetí el mantra cincuenta veces, cien. Y mientras lo hacía, algo se levantó.

Me quedé dormida, sintiéndome en paz.

Al día siguiente, Leta vino a mi casa para nuestra sesión de juegos del lunes y alguna sesión de terapia. Fue necesariamente una reunión corta, y ambas bendecidamente elegimos no llenar nuestros pocos minutos con charlas ociosas. En un momento, sin embargo, cuando me excusé para cambiar un pañal, Leta dijo algo que me quedó grabado.

"Cambiar un pañal". Sonrió. "De eso se trata, ¿no es así? Dios está en los pañales de caca ".

Poco después de hacer esta extraña declaración, Leta se fue y consideré lo que dijo. *¿Es este otro mensaje del más allá sobre la importancia de abrazar lo que es?*

Más tarde ese día, mientras amamantaba al bebé para su siesta, decidí enviarle un mensaje de texto.

"Preguntando sobre la conversación de ayer: Dios está en los pañales de popó... ¿Esto significa practicar la aceptación de lo que es, aceptar que hay dificultades y malos momentos y no centrarse en cómo nos sentimos? Pero cómo nos sentimos crea nuestra realidad. ¿Cómo conciliar esto? ¿Está bien para mí intentar mejorar las cosas, mejorar mi vida, o debería decir que lo jodan, pase lo que pase está bien y está destinado a suceder y me está enseñando y bien?

Unas horas más tarde llegó la maravillosa respuesta de Leta por correo electrónico:

David R. Hawkins *(Poder vs. Fuerza)* habla sobre la perfección del viejo cubo de basura oxidado. Es viejo y oxidado, pero es perfecto como eso. Y también pienso en mi vida de esta manera. Cuando tengo que pasear al perro como lo hice esta mañana y pienso: "No quiero estar paseando a este perro", soy perfectamente perfecta en ese dulce deseo de no estar haciendo lo que estoy haciendo. Es como el bote de basura oxidado, oxidado y perfecto.

Cuando me pregunto: "¿Qué quiero en la vida?" surgen estas respuestas: quiero estar con Dios. Quiero ampliar Quiero encontrar maneras de profundizar dentro de mí y descubrir nuevas epifanías en el camino.

Entonces, ¿Qué hace Dios? Me da oportunidades para eso. Cuando veo esto, veo cómo el caminar del perro es una respuesta a esa oración. Veo cómo mis hijos son el Universo que me trae lo que quería en forma de suministro espiritual. Veo cómo los pañales con popó y el despertar a las cuatro de la mañana son exactamente lo que había pedido.

Perfecto, perfecto, perfecto es el bote de basura oxidado, el perro que realmente no quería, la prisa de la noche para hacer la tarea y mucho más que llamo "imperfecto".

En mi caminata de esta mañana, tuve una pequeña epifanía. Vino principalmente porque estaba desesperada por orinar. Me di cuenta de que cuando tengo que orinar, tengo que concentrarme por completo en dirigirme a un lugar donde pueda hacerlo. En ese momento, todo lo que tenía en mente era: "Regresa al auto, sube al perro y entra a la tienda donde hay un baño". Estaba concentrada en ese sufrimiento. No tenía otra habitación en mi mente para otros pensamientos.

El sufrimiento puede ser liberador. Enfoca la mente. Crea las condiciones en las que nada más nos inunda más que ese pensamiento centrado. Estaba agradecida. No estaba ocupada en mi mente. Estaba realmente meditando. Fue una meditación de sufrimiento. Entonces me di cuenta de que una vez que orinara, tendría todo este espacio en mi mente para estar empantanado con todo tipo de pensamientos como "¿Qué vamos a cenar?"

Me di cuenta de que el sufrimiento también era mi amigo. Era tan parte de mi liberación como mis momentos de claridad o paz. Cuando tengo una perspectiva expansiva, veo que el sufrimiento y la paz son lo mismo. Ambos son foco y conciencia, uno en la dirección de "No quiero esto" y uno en la dirección de "Sí quiero esto". Pero la moneda es la misma: ser eterno.

Con eso, tengo que ir a recoger a T. del preescolar, luego ir a casa con el perro, luego hacer mis compras y luego volver a casa. Espero no encontrar caca en la casa cuando regrese, pero podría y será perfecto, pase lo que pase.

Amor. Amor. Amor.

Leta

MENSAJE RECIBIDO, *Universo. He estado haciendo mal todo esto de la espiritualidad.*

Leí el correo electrónico nuevamente, y mientras lo hacía tuve mi propia pequeña epifanía, una que se basó en mi comprensión de hace unos meses: la meditación no se trata de establecer objetivos y horarios. Y la vida no se trata de la perfección. Se trata de hacer lo mejor que pueda y, esta es la parte más importante, aceptar lo que venga después de eso.

La vida no se trata de objetivos, ni de lograr, hacer o crear. Se trata de aceptación y entrega, y estar en la corriente, y amar exactamente lo que es. Susan tenía razón en haberme dado esa mirada cuando hice mi ridículo reclamo de una impecabilidad futura; Realmente he sido una idiota -más que una idiota, una tonta- ignorando esta idea fundamental. Sin olvidar, sino escuchar e ignorar a propósito. En numerosas ocasiones he leído sobre la aceptación, he oído hablar de eso -e incluso he escrito yo misma acerca de eso.

Le abrí la puerta y luego le cerré la puerta.

En muchos sentidos, ahora lo veo, incluso este libro trata sobre la aceptación. Más específicamente, sobre mi lucha por aceptar. En mayo, aprendí sobre la importancia de observar. En junio, aprendí sobre el papel de la mente. Finalmente, en diciembre me di cuenta de que el logro de objetivos era contraproducente para la meditación, y necesitaba relajar toda esta hipervigilancia.

Leta también discutió extensamente sobre la aceptación en nuestra entrevista. También lo hicieron Anthony, Subhan y Evan.

La noche que leí el correo electrónico de Leta, había que lidiar con otro pañal con popó. Luego otro, otro, y luego otro. Seguramente no fue un accidente (!) que logré (!) mi registro personal ese día: siete en veinticuatro horas. Mientras cambiaba estos preciosos regalos de mi ser superior, dije la palabra "aceptar" muchas veces. Entonces, un resultado inesperado: algo elevado. Me sentí mejor, más ligera, menos agobiada. Puede que incluso me haya sentido feliz.

Durante el resto de ese día, me reí más fácilmente, y si no era exuberante, al menos estaba en paz. El tipo de paz que crea un espacio para la meditación, para la estrella de invencibilidad.

Por supuesto, tengo un largo camino por recorrer con esta cosa de la aceptación; Realmente es nuevo para mí. De alguna manera, siento que con este descubrimiento final del libro, mi verdadera práctica de meditación acaba de comenzar.

Como dije en mi última entrada, No cumplí mi meta del año pasado, la de meditar durante cinco minutos por día. Y aunque aumenté mi capacidad de permanecer en el estado de meditación, no he encontrado ninguna técnica segura para llegar allí cuando estoy teniendo un mal día. Sin embargo, hay algo que puedo decir ahora sobre esto que no podría decir hace tres meses: si hay una técnica en todo el mundo que cumpla con este criterio, sería observar la mente y aceptar lo que está allí. Hacerlo toma lo que sea, en este momento, y lo convierte en una puerta a lo Divino.

Tal vez por eso Tolle insiste tanto en ello.

La alegría es un gran día de cielo azul, algo maravilloso: el canto de los pájaros, el brillo que puedes sentir en tu cuerpo. Pero la aceptación de lo que es, incluso cuando no te gusta especialmente, es su propio tipo de belleza: gris, nublado, tranquilo. En lugar de sentirse expuesto por la luz, excitado, cargado emocionalmente, se siente protegido y oculto. Es una calma cómoda y silenciosa.

Solía pensar que la meditación era la sensación de sentirse bien. Ya no creo que esto sea cierto.

La meditación es la aceptación de lo que es, nada más. Con esa aceptación viene el sentimiento.

He estado diciendo *no* por mucho tiempo. No es una palabra fácil de decir. Sí es difícil.

———

Un nivel de madurez ocurre cuando aprendes a cambiar lo que puedes cambiar. El siguiente nivel de madurez ocurre cuando aprendes a aceptar lo que no puedes cambiar en este momento. El tercer nivel de madurez ocurre cuando tienes la sabiduría para saber la diferencia. Durante mucho tiempo, he sabido cómo cambiar lo que puedo cambiar. He sido genial en esta parte, excepcional, de verdad. He trabajado muy duro, he creado gran parte de lo que ahora disfruto de mi vida, mi relación con mi maravilloso marido, David. Mi agradable carrera llena de pasión. Mi bellas amistades, y por supuesto mis realmente sorprendentes niños.

Sé que la ley de la atracción funciona. La gratitud funciona. El trabajo duro funciona. Afirmaciones, meditación, lectura de libros sobre superación personal, todos funcionan increíblemente bien.

Y aún. Hay pañales con caca. Todos los días hay pañales con popó. Y cuando ya no haya pañales con popó, habrá resfriados, dolores, náuseas y gripe. Decepciones y, ¿debo decirlo? Muerte.

Habrá autos arruinados, y palabras malas, y celulitis y lágrimas. Hoy incluso vi arrugas en mi cuello.

De *La Quietud Habla:* "¿Es realmente necesario el sufrimiento? Sí y no. Si no hubieras sufrido como lo has hecho, no habría profundidad para ti como ser humano, ni humildad, ni compasión ... El sufrimiento abre grietas en el caparazón del ego, y luego llega un punto en el que ha cumplido su propósito ".

Y así, este es mi trabajo en este momento. Ahora, como siempre, mi objetivo final en la vida es aprender a permanecer en un estado de meditación continua. Pero hasta ahora, subyacente a este objetivo estaba la idea de que hacerlo me haría una persona feliz, alguien que se sentía bastante bien un buen porcentaje del tiempo. Esperaba que la meditación me ayudara a remodelar mi cerebro. También quería aprender cómo conectarme con Dios más fácilmente y con mayor frecuencia y de una manera mucho más profunda. De lo que me doy cuenta ahora es que sentirse bien es incidental: el objetivo no es sentirse bien, y si lo es, probablemente no lo hará.

El objetivo final es aprender a des identificarse con la mente y, al hacerlo, aceptar lo que es. Es un giro completamente diferente en la cosa. Es una forma completamente diferente de acercarse a la calidad espiritual.

Así que termino este libro con esta revelación final, aunque, por supuesto, en realidad no termina nada. En Super Mario Brothers, después de Mario vence al dragón y heroicamente rescata a la princesa viene un giro inesperado (e hilarantemente rápido): ella ha sido capturada una vez más. En los gráficos 2D clásicos, somos testigos del beso de la gratitud. Luego, inmediatamente después, ella es dragada.

En los videojuegos como en la vida, una cosa es cierta: nunca se llega al final.

Gran parte del tiempo, no encuentro la aceptación que busco. A veces ni siquiera lo intento. Pero cuando lo hago, sucede algo maravilloso: la tristeza se eleva. Me siento en paz

Sí es verdaderamente una palabra difícil de decir. No es fácil. Sí es difícil.

––––––

ENTREVISTA DE MEDITACIÓN # 6: La Principiante

ESTE LIBRO probablemente no estaría completo sin una descripción de mi nueva práctica de meditación, que en muchos sentidos es una síntesis de mis técnicas favoritas en este libro. Comparto la siguiente entrevista personal no como una receta o incluso una guía, sino simplemente como un resumen, un resumen de esta historia icónica parcial.

¿Qué es lo mejor de la meditación para ti?

Lo que amo, lo que me mantiene en marcha, es el sentimiento. El sentimiento de paz y bienestar. Sucede tan pronto como cierro los ojos, de repente, sé que estoy bien. Si estoy callada, también puedo sentir un hormigueo, particularmente en mis palmas y mis brazos.

Y eso es todo. Por eso medito. Y volver a cablear mi cerebro para convertirme en una persona más feliz y positiva. Y para conectarme con mi ser interior. Y para des identificarme de la mente.

También debo decir que he llegado a un acuerdo con Subhan en que, a pesar de mi gran aprecio por ello, este estado meditativo de "sentir el sentimiento de sentirse bien" no es todo lo que podría ser. Me encantaría experimentar los momentos de verdadera desidentificación de la mente que él y otros describen, y el sentimiento de trascendencia que conlleva. Esto, para mí, sería un estado meditativo de un orden superior, realmente, una muestra de iluminación.

¿Qué es lo más difícil de la meditación para ti?

Lo más difícil es confiar en que el tiempo no se desperdicie. Además, extraño poder meditar durante tramos más largos como lo hice cuando tenía solo un hijo.

¿Eres buena en la meditación?

Soy un asco en la meditación, en realidad. Mi mente vaga mucho, y una parte de mí todavía piensa que no lo estoy haciendo bien. Pero soy muy buena controlando mi ira, perdonando y siendo paciente. En este punto de mi vida, esas cosas son más importantes para mí que cualquier práctica espiritual. Amo a mi esposo por completo. Amo a mis hijos por completo, y a mis otros familiares y amigos. Los acepto exactamente como son. Y yo también me amo. La meditación vendrá. Toma tiempo.

Describe tu práctica de meditación.

Mi práctica actual de meditación comienza con una oración, la misma todos los días, en la que repito un puñado de palabras simples que me parecen muy creativas, enérgicas y significativas. Reconozco que esta oración fue inspirada en parte por el libro de Anne Lamott, *Ayuda, Gracias, Guau*, así como por *Cero Límites de* Joe Vitale.

Es esto:

Ángeles, guías, Dios y todo lo que hay,

1)

Por favor. Por favor.

Ayuda. Ayuda.

2)

Observar. Observar.

Aceptar. Aceptar.

3)

Rendición. Rendición.

Fluir. Fluir.

4)

Amor. Amor.

Dar. Dar.

5)

Cuerpo. Cuerpo.

Energía. Energía.

6)

Gracias. Gracias.

Vida. Vida.

Repito cada una de estas estrofas tantas veces como se sienta bien.

La Estrofa Uno es más una oración que una meditación. En ello, le pido al Universo que me ayude a manejar con éxito las circunstancias de la vida que estoy experimentando actualmente. Es mi forma de sacar de mi mente las cosas de la vida, así que tengo una mejor oportunidad de entrar en el estado meditativo.

La Estrofa Dos es la más importante. Es mi oración de aceptación. Con "observar" me recuerdo a mí misma observar mis pensamientos todo el día, particularmente los neuróticos, separándome de ellos uno o dos pasos. Con "aceptar", recuerdo abrazar verdaderamente todo lo que se me presente ese día, lo que sea, es perfecto.

La Estrofa Tres lleva la aceptación un paso más allá, recordándome que entregue totalmente mi voluntad a la voluntad del Universo. Elijo dejar de lado la necesidad de controlar, dictar cada momento y, en cambio, "fluir" con la corriente de la vida. Cuando es apropiado, pido orientación de mi ser superior con respecto a varias decisiones y acciones.

Las Estrofas Cuatro, Cinco y Seis son mis estrofas de desenlace, las que espero con ansias después de terminar el trabajo de las tres primeras. Con ellas, me alejo de preguntar y recordar y voy hacia el estado de amor y meditación. Ya no es necesario para mí hacer nada o dar nada; con estas palabras, simplemente estoy siendo.

Con "amor" y "dar" me imagino que la energía del amor se mueve a través de mí. Envío esta energía a cualquiera que esté cerca o en mis pensamientos. Del mismo modo, "cuerpo" y "energía" me recuerdan el campo de energía de mi cuerpo, que visualizo irradiando desde mi ser superior al mundo. "Gracias" es un momento de agradecimiento por todo lo que es, incluso por las cosas que no me gustan tanto. Es un agradecimiento por las dificultades, las lecciones, el crecimiento y mis muchas bendiciones. Finalmente, digo "vida", mi palabra favorita para Dios, para recordar el Todo que me rodea todos los días.

Después de esta oración, que generalmente digo durante el ejercicio, hago una meditación breve, de cinco a quince minutos, tal vez más. A veces simplemente miro mis pensamientos, como Subhan me enseñó. Sin juicio, sin fracaso, sin perfección, sin remordimientos. Simplemente me siento, "viendo lo que mi mente está haciendo", como dijo Anthony una vez perfectamente, notando lo que surge.

Otras veces, hago una meditación de energía o mantra.

Amo mis mantras. Amo mi técnica de energía, y oye, lo aprendí de Eckhart Tolle, el mejor. Pero en estos días no importa que técnica utilizo, me enfatizo en separarme a mí misma de mi mente. Sentirme bien ya no es mi objetivo durante mis quince minutos más o menos en el piso. Mejorar un poco mi observación de mis pensamientos, volver a entrenar mi cerebro para comprender automáticamente que mi mente no soy yo, ese es mi único objetivo real. La idea es que cuanto más haga esto, más fácil será.

Practicar, realmente, es mi objetivo. E incluso eso, debo contener ligeramente.

Mi práctica se ve reforzada en gran medida por actividades como el ejercicio, la lectura y la amistad que me ayudan a mantenerme mental y físicamente saludable.

¿Por qué elegiste tu práctica de meditación actual?

Como escribí anteriormente, hacia fines del año pasado, elegí abandonar todos los objetivos y expectativas de meditación. Unos meses más tarde, sin embargo, suavicé esta perspectiva y decidí hacer un plan diario holgado. Los objetivos y las resoluciones son una cosa, decidí; Los sistemas y hábitos son otra.

La práctica que finalmente creé me atrajo en varios niveles. Me encantó la facilidad, la capacidad que me dio para saltar en cualquier momento, sin varios minutos adicionales de deliberación sobre qué decir u orar. Me encantó la práctica en sí, que era y es algo que habla de mis necesidades individuales precisas. Pero el aspecto más bonito es su minuciosidad. Como una persona decididamente Tipo A, realmente quería encontrar una rutina diaria que me recordara todas las ideas más importantes para vivir. Es como una hoja de trucos para toda la vida.

¿Diría que mi nuevo método está haciendo maravillas para mí? No, no lo haría. Realmente no. Por otra parte, no paso mucho tiempo todos los días haciéndolo. Comencé este libro con la idea de que, en lo que respecta a la práctica espiritual, la consistencia, no la perfección, debería ser mi objetivo principal. Desafortunadamente, eso aún no ha sucedido. Con mi nueva práctica, siento que ha sido mucho, mucho más fácil ser consistente. Como dije antes, ahora tengo un punto de inicio establecido cada día: un ritual, un punto de partida, un hábito. Con él, puedo evitar el esfuerzo de toma de decisiones, que suele ser el mayor esfuerzo de todos. Dicho esto, solo han pasado tres meses usándolo, y tengo un largo camino por recorrer y mucho que aprender. Espero compartir más de mi progreso contigo.

¿Cuáles son algunas de las cosas que desearías saber sobre la meditación y la espiritualidad que aún no sabes?

Quiero saber más acerca de las personas súper espirituales: qué piensan, cómo viven, qué hacen. ¿Les importa lo que la gente piense de ellos? ¿Cuándo y cómo oran? ¿Piden orientación sobre cada decisión, cada movimiento? ¿Cómo lograron la aceptación total?

Una de mis otras grandes preguntas sigue siendo la de qué práctica de meditación es realmente la mejor para mí. En otras palabras: después de decir mi oración meditativa, ¿qué técnica de meditación "real" debo usar? ¿Visualización de energía? ¿Un mantra? ¿O sería mejor simplemente observar mis pensamientos como sugiere Subhan, sin agregar nada?

Es una pregunta mucho más compleja de lo que alguna vez pensé. Con la mente de principiante que describo en este libro, me alegró hacer lo que Tolle me sugirió, y lo que descubrí por mi cuenta: sentir el cuerpo interno mientras decía un mantra y "sentir la sensación de sentirse bien". ¿Pero es esta la mejor opción posible? Si pudiera experimentar lo que Subhan describe que llamé un gusto de iluminación, valdría la pena renunciar a mis mantras y la gratificación inmediata que viene con ellos.

¿Puedo meditar a mi manera y aun así obtener los resultados que quiero? ¿O hay algo en lo que podría pasar mi precioso tiempo para mejorar?

¿Pensamiento final para el libro?

Aceptación. Aceptación, aceptación. Hasta que realmente aceptes a otra persona, tu amor por ella es condicional; a veces lo sientes, a veces no. Después de que decidas dejar de luchar contra ellos, cambiándolos por la fuerza, incluso las cosas que antes considerabas fallas son bienvenidas. Después de todo, estas llamadas imperfecciones son tus mayores (y más convenientes) oportunidades para crecer y aprender. Incluso si luego eliges dejar esa persona o situación, puedes hacerlo con gratitud y amor.

ORACIÓN DE SERENIDAD, REVISADA

ÁNGELES, GUÍAS, DIOS Y TODO LO QUE HAY:

Ayúdame a encontrar dentro de mí la serenidad

Para aceptar las cosas que no puedo cambiar,

Las cosas que puedo cambiar que aún no he cambiado,

Las cosas que puedo cambiar que creo que no puedo cambiar,

Las cosas que yo sabía que podía cambiar, pero no lo hice,

Y las cosas que puedo y cambiaré más tarde ...

Y la sabiduría para ver que no hay diferencia.

AFIRMACIONES

EN MI OPINIÓN, LOS MEJORES MANTRAS SON LOS QUE TÚ MISMO ESCRIBES. Sin embargo, solo para darte algunas ideas, aquí están mis favoritas de todos los tiempos.

Siento el cuerpo dentro de mi cuerpo.

Soy energía, y la energía que soy es amor.

Esto es bueno.

Toda la creación dice que sí.

Estoy agradecido.

Me entrego completamente a la guía divina.

Ese es el pensador; ese no soy yo.

Este soy yo.

Esto es lo que se siente ser quien realmente soy.

Esta es mi energía. Esta es mi meditación. Este soy yo.

Soy del silencio.

Soy presencia. Todos a mi alrededor ahora pueden sentir esa presencia.

Todas las cosas buenas vienen a mí. Las bendiciones en mi futuro son inimaginables.

Estoy respirando luz, exhalando luz.

Tengo poder.

En mi realidad vibratoria, tengo / soy ...

Acepto.

Este es el momento perfecto, en todos los sentidos, porque este es el momento en el que estoy.

Aprecio y amo esta dificultad, porque me está haciendo mejor.

Todo fluye a mi alrededor, mientras estoy quieto.

Estoy bien.

SECCIÓN ESPECIAL
ENTREVISTA CON MATT KAHN

Recientemente, Matt Kahn, conocido maestro espiritual y autor más vendido, acordó una entrevista. Lo sé: ¿qué suerte tengo? Puedo preguntarle lo que quiera, cualquier cosa. Así que, por supuesto, pensé en las preguntas más difíciles posibles. Disfrútalo.

Mollie: Matt Kahn! Esto es muy emocionante para mí. He estado esperando a entrevistarte desde que leí Lo Que Sea que Surja, Ama Eso: Una Revolución de Amor que Comienza Contigo, un libro que relata algunos de tus muchos encuentros extraños con lo Divino, así como aliento e instrucción para amar y apreciar todo lo que surge en nuestras vidas. El seguimiento, Todo Está Aquí para Ayudarte: Una Guía Amorosa Para la Evolución de Tu Alma, es aún más detallado y práctico. Entonces, primero, gracias.

Hace un año y medio, durante una de las experiencias más difíciles de mi vida, asistí a uno de tus eventos en vivo. Mi amiga me llevó allí y estacionó su auto en la calle, y después de salir del auto, inmediatamente vomité. Una vez dentro del lugar, fui al baño y me limpié, luego me senté en el piso cerca de la puerta mientras mi amiga mantenía nuestro lugar en la fila. Tenía tantas ganas de aprender a amar esto, mis náuseas, pero no había nada dentro de mí que sintiera tanto amor. Simplemente no me quedaban fuerzas. Quería hablar contigo después de la reunión para preguntarte qué hacer, pero no lo hice. En cambio, escuché a una mujer detrás de mí decirle a su amiga que te preguntó qué hacer con su depresión. Le dijiste "sé la mejor persona deprimida que puedas ser". Entonces no entendí esto, pero nunca lo olvidé, y creo que estoy empezando a entenderlo ahora. ¿Puedes decirme qué quisiste decir con esta declaración?

Matt: Usando ese ejemplo, estaba apuntando a alguien a aceptar las circunstancias de la depresión, en lugar de oponerme a ella. Para que podamos hacer las paces con la depresión y usarla como un catalizador evolutivo, no puede estar mal estar deprimido. Ciertamente no es cómodo ni conveniente, pero en el momento en que no está mal ser exactamente como somos, creamos espacio para que brille una realidad más profunda. Del mismo modo, tus náuseas no son preferidas, pero están aquí para ser bienvenidas, honradas y respetadas por el papel que desempeñan en tu viaje. No tenemos que amar la experiencia de las náuseas, para reconocer cómo el que se siente tan indefenso, cansado y sin poder es el que más necesita nuestro apoyo amoroso. Desde este espacio, ya no estamos perdidos en nuestras opiniones sobre las cosas, por lo que podemos ser los mejores partidarios de cómo se desarrollen nuestras experiencias. Este es el corazón de la verdadera aceptación.

Mollie: ¿Qué le dices a las personas que simplemente no pueden amar lo que están experimentando en este momento?

Matt: Les digo que solo pensamos que no podemos amar porque no sentimos el amor como una emoción. En lugar de pensar en el amor como un sentimiento para conjurar o capturar, comienza como una voluntad de apoyarnos a nosotros mismos o a los demás, sin importar los detalles a la vista. El amor es una respuesta de empatía; cuando vemos cuán profundamente otras personas o incluso nosotros mismos tendemos a sufrir a lo largo de nuestros viajes de sanación, el despertar del amor es una respuesta de mayor apoyo a los necesitados. Cuanto más a menudo nos apoyamos a nosotros mismos y a los demás en los momentos más importantes, más apoyados nos sentimos por el Universo, que en ese momento, manifiesta los sentimientos de bienestar que todos anhelan sentir. El amor es la voluntad de ser la persona más útil para las partes de ti que más duelen. Este es el primer paso audaz en el cultivo de la conciencia centrada en el corazón.

Mollie: Así que realmente guíame por esto. Estás sentado allí realmente no amando lo que está surgiendo. Tal vez tienes dolor crónico o un corazón roto. Entonces conscientemente cambias tus pensamientos a "Me encanta esto, acepto esto, Esto es lo que debe ser, Esto es bueno". Pero no puedes mantener ese pensamiento por mucho tiempo, así que pronto tu mente vuelve a pensar en odiar tu circunstancia. ¿Entonces qué? Me parece que hay tantas veces que puedo pensar el pensamiento: "Esto es bueno" antes de que me aburra y me moleste un poco por repetir este estúpido mantra, y me molesta un poco más que me moleste. ¿Entonces qué? ¿Intento cambiar a un tema diferente en mi mente?

Matt: El truco no es tratar de amar las circunstancias o los sentimientos, sino abrazar a quien se siente exactamente como ellos. Amamos a quien juzga y odia, aunque no amamos el acto de juzgar u odiar. Incluso el que odia juzgar solo está aquí para ser amado. La confusión es cuando alguien está tratando de amar sus experiencias, en lugar de aceptar al que tiene experiencias. Esta es la distinción crucial que transforma el amor propio de desalentador y dogmático en una auténtica y edificante comunión sincera.

Mollie: ¿Puedes contarme sobre un momento en tu vida en el que no pudiste amar lo que estaba frente a ti, al menos no al principio, pero luego cambiaste con éxito ese sentimiento? ¿Cómo lo hiciste?

Matt: Nunca he tratado de amar lo que estaba frente a mí porque eso sería negar el realismo y la honestidad de mi experiencia humana subjetiva. En cambio, presencié mis sentimientos, creencias, deseos y conclusiones como partes que esperaban en fila para ser vistas a través de los ojos de la aceptación y honradas por ser un aspecto único de mi alma. Siempre supe que la invitación era amar lo que surge dentro de mí, mientras que honraba cualquier juego de circunstancias externo como la secuencia perfecta de eventos para recordarme dónde enviar el amor en mí mismo.

Mollie: Últimamente, cuando no estoy amando lo que estoy experimentando, a menudo soy capaz de cambiar un poco mi actitud al recordarme que este sentimiento o circunstancia es mi mejor maestro, la mejor manera de aprender lo que Necesito aprender en esta tierra. Por ejemplo, cuando noto tristeza, me recuerdo a mí misma sentir la tristeza, darle la bienvenida, porque es por alguna razón que aun no entiendo del todo. ¿Amar es lo que surge más de amar lo que viene del dolor, en lugar de amar la experiencia del dolor? ¿O es preferible tratar de cambiar también la sensación dolorosa?

Matt: Amar lo que surge se trata de una compañía firme. Para dar la bienvenida al dolor, las curiosidades, las inquietudes y las preocupaciones, junto con todas y cada una de las ideas que nacen después de la pérdida o el cambio, nos permite ser el padre que nunca tuvimos, el compañero que esperamos encontrar o el confiable amigo que siempre está aquí para recordarnos cuán profundamente importamos. Cuando nos tomamos el tiempo para hacernos amigos de nuestros sentimientos, el Universo da un paso adelante para servir a la evolución de nuestro máximo potencial.

Mollie: ¿Es tu vida difícil? ¿Se supone que la vida es difícil? ¿Al menos a veces?

Matt: Mi vida no es dura. Es emocionante, a veces agotadora, pero es simplemente una cuestión del equilibrio que mantengo durante toda mi vida. La vida es difícil cuando olvidamos que es un proceso. Un proceso es una cadena de eventos que solo se desarrollan en el tiempo. Entonces, si no estamos en paz con el tiempo, rara vez tenemos tiempo para los procesos más importantes, que es la evolución de nuestra alma. A medida que comenzamos a vivir en los términos y condiciones de la vida al permitir que el proceso de crecimiento espiritual se abrace a lo largo de nuestro día, encontramos perspectivas más profundas que se abren, donde una vida que antes parecía tan difícil ahora es emocionante a cada paso. La diferencia entre los dos es cuán abiertos permitimos que sean nuestros corazones.

Mollie: Tú has mencionado algo llamado "limpieza kármica", señalando que todos necesitamos sentir sentimientos negativos a veces para poder eliminarlos del mundo. ¿Por qué es esto? ¿Cuál es la explicación teológica? Me encantaría creer que esto es cierto, que mi sufrimiento tiene un valor práctico para el mundo, pero soy escéptica.

Matt: Cualquier noción de sanación individual solo podría ser nuestra experiencia individual de limpiar patrones obsoletos de ascendencia como nuestra contribución personal a la sanación del colectivo. Nuestras experiencias pueden parecer de naturaleza individual, pero siempre es nuestra experiencia única de sanar el todo lo que revela implicaciones asombrosamente globales a través de nuestra disposición a sanar. Además, tal vez el escéptico solo esté usando el escepticismo para solicitar una atención más amorosa, pareciendo necesitar respuestas e información, cuando es solo una forma inocente de solicitar el regalo de su atención.

Mollie: ¿Qué prácticas espirituales mantienes regularmente? Que tan estricto eres

Matt: No soy estricto en absoluto. Medito, respiro, envío bendiciones a la humanidad y amo mi corazón a diario, pero solo cuando obtengo el empujón intuitivo para hacerlo. Mantengo una práctica diaria no solo para continuar mi exploración de por vida, sino para practicar para aquellos que más lo necesitan, pero todavía no están en condiciones de abrir sus corazones.

Mollie: ¿Practicas la auto investigación? Si es así, ¿es esta una práctica importante para ti? ¿La recomiendas?

Matt: Hago preguntas muy interesantes, pero solo porque mi exploración es cómo descargo nuevas enseñanzas para ofrecer. La auto indagación puede ser muy beneficiosa, pero tiene una vida útil corta. El mejor enfoque para cualquier proceso, incluida la auto investigación, es prepararse para estar sin él. Si no, inconscientemente le estás pidiendo a la vida que continuamente te dé cosas para resolver a través de tu investigación. Si puede realizar consultas desde el punto de vista de ir siempre más allá, puede ofrecer beneficios. Especialmente sabiendo, no es la indagación la que te sana, sino la cantidad de atención que estás ofreciendo a partes descuidadas y reprimidas de ti mismo que representan las verdaderas claves de la libertad interior. La atención indivisa es la gracia del amor en acción. Es el liberador eterno de la vida. La auto indagación simplemente te da un marco para enfrentarte directamente.

Mollie: Te escuché mencionar la ley de la atracción y notar que en algún momento nos enfocamos menos en "movernos por los muebles de nuestras vidas", mejorar nuestras circunstancias externas, y más en aumentar nuestra alegría interior. ¿Es esto cierto para ti? En algún momento, ¿dejaste de esforzarte por mejorar las circunstancias externas de tu vida y te enfocaste solo en lo interno, o aún haces algo de ambos?

Matt: En cada momento, la vida nos muestra exactamente lo que cada momento nos pide. Si pasamos demasiado tiempo esperando que las cosas sean diferentes, pasamos por alto el hecho de que cualquier cosa atraída a la realidad solo podría ser un catalizador de nuestra evolución más alta. Por eso escribí, "Todo Está Aquí Para Ayudarte". Si bien siempre debemos imaginar mayores circunstancias para nosotros y para los demás, es nuestra voluntad preguntar: "¿cómo me da esta circunstancia la oportunidad de enfrentar mis partes más vulnerables y brillar aún más?" eso determina la trayectoria de la evolución de nuestra alma. En pocas palabras, la vida solo parece no darte lo que quieres mientras te prepara para tener cosas más allá de tu imaginación más salvaje. Con fe en el plan cósmico de la vida y la voluntad de amarnos a nosotros mismos a lo largo de todo, las experiencias más profundas que la pérdida y la ganancia tienen permiso para ser.

Mollie: Soy muy trabajadora, una hacedora por naturaleza. Me encantan las listas, los planes y las metas. Pareces más relajado. ¿Cómo te sientes al esforzarte por alcanzar las metas? ¿Es esto algo que tú recomiendas que hagamos, dado que nuestros objetivos son saludables y promueven la paz? ¿O prefieres que lo alejemos y dejemos que el universo nos lleve a un lugar al que nunca hubiéramos planeado ir?

Matt: Es un equilibrio de ambos. Tengo metas pero las hago desde un espacio de ser pacífico. Fuera del ser, se puede hacer con delicadeza, precisión y facilidad. Cuando estamos enfocados únicamente en el resultado, no estamos cumpliendo cada tarea alineada con nuestra alma, sino que estamos tratando de escapar de las manos del tiempo para capturar lo que tememos que nunca debimos tener. Si está destinado a ser, vendrá, lo que requiere el destino junto con nuestra participación en la toma de medidas deliberadas inspiradas.

Mollie: ¿Escuchas la guía divina para tus acciones, por ejemplo, cuándo vas a lavar el auto o alimentar al perro? ¿Cuál es la terminología que usa para esto?

Matt: Mi intuición siempre está activa y fluida. Para mí, hay un momento perfecto para todo y cuando recibo ese mensaje, lo sigo sin dudarlo. Como gruñidos estomacales que te recuerdan cuándo comer, mi intuición guía cada uno de mis movimientos sin que tenga que manipular nada. Es solo la alegría de seguir el flujo de cada instinto. Es un flujo de inspiración visceral, no un cálculo mental de ningún tipo.

Mollie: Gracias Matt. Sinceramente.

Matt: gracias.

Querido lector,

Esperamos que hayas disfrutado leyendo *El Poder de la Aceptación*. Tómate un momento para dejar una reseña, incluso si es breve. Tu opinión es importante para nosotros.

Descubre más libros de Mollie Player en https://www.nextchapter.pub/authors/mollie-player

¿Quieres saber cuándo uno de nuestros libros es gratuito o tiene descuento? Únete al boletín en http: //eepurl.com/bqqB3H

Atentamente,

Mollie Player y el equipo de Next Chapter

SOBRE LA AUTORA

Autora y consejera de salud mental en el entrenamiento Mollie Player es solo una persona normal. Pero eso no significa que no pueda intentar hazañas de gran fuerza. Como no discutir con su cónyuge. Educar en el hogar a sus hijos. Y, por supuesto, encontrar la paz interior. Sus planes no siempre funcionan, pero cuando lo hacen, los resultados son impresionantes. Y cuando no lo hacen, bueno, mantiene las cosas interesantes.

Obtenga sus libros electrónicos gratuitos y publicaciones en línea en mollieplayer.com.

Lightning Source UK Ltd.
Milton Keynes UK
UKHW011841210521
384163UK00001B/89